SpringerWienNewYork

François Alesch
Iris Kaiser

Tiefe Hirnstimulation

Ein Ratgeber für Betroffene
bei Morbus Parkinson

SpringerWienNewYork

Professor Dr. François Alesch
Universitätsklinik für Neurochirurgie
Medizinische Universität Wien, Wien, Österreich

Mag. Iris Kaiser
Universitätsklinik für Neurochirurgie
Medizinische Universität Wien, Wien, Österreich

SpringerWienNewYork ist ein Unternehmen von
Springer Science + Business Media
springer.at

Umschlagbild: Ingrid Dobsak
Satz: PTP Berlin Protago-TeX-Production GmbH, 10781 Berlin, Deutschland
Druck: Holzhausen Druck GmbH, 1140 Wien, Österreich

Gedruckt auf säurefreiem, chlorfrei gebleichtem Papier
SPIN: 80014623

Mit 30 Abbildungen

Bibliografische Information der Deutschen Nationalbibliothek
Die Deutsche Bibliothek verzeichnet diese Publikation in der Deutschen Nationalbibliografie, detaillierte bibliografische Daten sind im Internet über http://dnb.d-nb.de abrufbar.

ISBN 978-3-7091-0253-4 SpringerWienNewYork

à Alim-Louis Benabid

Vorwort

In den vergangenen zwei Jahrzehnten hat sich die tiefe Hirnstimulation schrittweise von einer ungewöhnlichen Einzelfalltherapie zu einem etablierten Routineverfahren für Patienten mit fortgeschrittenem Morbus Parkinson entwickelt. Bisher wurden weltweit mehr als 70.000 Systeme zur tiefen Hirnstimulation implantiert und es ist anzunehmen, dass diese Zahl in der Zukunft noch stark ansteigen wird. Immer mehr Neurologen sind von der Wirksamkeit dieser neurochirurgischen Therapie überzeugt und binden die tiefe Hirnstimulation verstärkt in ihr Behandlungskonzept ein. Das bisher gesammelte Wissen über die tiefe Hirnstimulation bei Morbus Parkinson und anderen Bewegungsstörungen, wie dem essenziellem Tremor und der Dystonie, hat es ermöglicht, das Verfahren auch bei anderen Indikationen, wie zum Beispiel der Zwangsstörung, dem Tourette-Syndrom und der Depression, erfolgreich einzusetzen.

Das weit verbreitete Interesse an der tiefen Hirnstimulation bei Morbus Parkinson und anderen Erkrankungen findet seinen Niederschlag in einem umfangreichen Bestand an wissenschaftlicher Literatur, die sich mit sämtlichen Aspekten der tiefen Hirnstimulation beschäftigt. Dazu gehören die Wirksamkeit, die Sicherheit, die Grundprinzipien, die Wirkungsmechanismen und die Vorhersage des Therapieerfolges sowie die der Methode zugrundeliegende Anatomie und Physiologie.

Mittlerweile wurde eine Vielzahl von Übersichtsarbeiten, einzelnen Buchkapiteln sowie ganzen Werken über die tiefe Hirnstimulation für Mediziner und für Vertreter anderer Gesundheitsberufe veröffentlicht. Für den „Endverbraucher", den Patienten, hingegen gab es bisher erstaunlich wenige, oder besser gesagt gar keine, umfassenden Nachschlagewerke zum Thema tiefe Hirnstimulation. Derzeit können Betroffene ihre Informationen aus folgenden verschiedenen Einzelquellen beziehen: a) von ihren Neurologen, b) vom Behandlungsteam, von dem die tiefe Hirnstimulation durchführt wird, c) von den Herstellern der Systeme sowie d) aus dem Internet. Der Kontakt und Informationsaustausch zwischen Patient und neurochirurgischem Behandlungsteam ist unerlässlich und unersetzlich, aber oft reicht die Zeit während ambulanter Arztbesuche nicht aus, um alle Fragen zu stellen und um die meist umfangreichen Informationen aufzunehmen. Die von den Herstellerfirmen verfassten Informationsmaterialien (gedruckt und audiovisuell) mögen ihren Zweck erfüllen, sind aber in ihrem Umfang begrenzt und manchmal von einer voreingenommenen Schreibweise gekennzeichnet. Im Internet hingegen findet sich eine Fülle an Informationen zwischen Dichtung und Wahrheit.

François Alesch und Iris Kaiser gebührt große Anerkennung dafür, dass sie diese Informationslücke erkannt und einen ausführlichen Patientenratgeber verfasst haben, den Sie nun in Ihren Händen halten. Den Autoren ist es gelungen, sämtliche Bereiche der tiefen Hirnstimulation abzudecken und gleichzeitig einen Schreibstil zu wählen, der selbst für Laien verständlich ist, ohne dabei banal zu erscheinen und der nicht trocken, sondern mitreißend wirkt. Zu Beginn werden dem Leser wichtige Hintergrundinformationen über die Gehirnstrukturen und -funktionen in Bezug auf die Symptome des Morbus Parkinson gegeben. Anschließend berichten die Autoren über die geschichtliche Entwicklung der tiefen Hirnstimulation sowie über das Wesen stereotaktischer Operationen. Sie beschreiben außerdem welche Patienten von der tiefen Hirnstimulation profitieren können sowie den Weg zur Operation. Im Anschluss werden die verschiedenen Zielstrukturen für die tiefe Hirnstimulation sowie der Operationsablauf erklärt und die derzeit verfügbaren technischen Systeme vorgestellt. Besondere Aufmerksamkeit legen die Autoren auf die möglichen Risiken und Nebenwirkungen der Methode, der wichtigsten Information für Patienten, die sich mit der tiefen Hirnstimulation behandeln lassen möchten. Der nächste Abschnitt befasst sich mit der Nachsorge. Es wird geschildert, wie die optimalen Stimulationseinstellungen ermittelt und die Medikamente darauf abgestimmt werden. Rehabilitationsmaßnahmen werden erläutert, die den Therapieerfolg zusätzlich erhöhen können. Da die tiefe Hirnstimulation nicht nur bei der Parkinson-Krankheit eingesetzt werden kann, wird in einem weiteren Kapitel der Einsatz der

Methode bei anderen neurologischen und psychiatrischen Erkrankungen diskutiert.

Beim Lesen dieses Buches wird klar, dass es François Alesch und Iris Kaiser gelungen ist, einen sehr informativen, umfassenden und objektiven Ratgeber für Patienten mit Morbus Parkinson sowie für Personen, die gerne mehr über die tiefe Hirnstimulation erfahren möchten, zu verfassen. Auf diese Weise stellt dieses Buch für Patienten und Angehörigen eine wertvolle Hilfe dar, um eine überlegte Entscheidung hinsichtlich ihrer Behandlungsmöglichkeiten treffen zu können.

Leo Verhagen Metman, MD, PhD
Associate Professor of Neurological Sciences and
Medical Director of the Movement Disorder Surgery Program
Rush University Medical Center, Chicago, USA

(von den Autoren aus dem Englischen ins Deutsche übersetzt)

Inhaltsverzeichnis

Einleitung

Es ist immer wieder beeindruckend, die Gesichter der Anwesenden zu beobachten, wenn man einem Parkinson-Patienten mit einem System zur tiefen Hirnstimulation den Impulsgeber ausschaltet. Mit einem Schlag sind seine Symptome, zum Beispiel das Zittern (der Tremor), wieder da und das volle Ausmaß der Behinderung erkennbar.

Der Tremor ist zwar das augenscheinlichste, jedoch nicht das einzige Symptom der Parkinson-Krankheit, das mit der tiefen Hirnstimulation effektiv behandelt werden kann. Die Wirkung ist hier aber unübersehbar: Strom an – kein Zittern, Strom aus – Zittern. Dieser plakative Effekt wird auch immer wieder gerne von den Medien aufgegriffen und hat sicher maßgeblich zum hohen Bekanntheitsgrad der tiefen Hirnstimulation beigetragen. Heute wissen wir, dass neben dem Tremor auch andere Symptome mittels tiefer Hirnstimulation gut kontrolliert werden können. Dazu gehören zum Beispiel der Rigor (Muskelsteifigkeit) oder die Dystonie (Muskelkrämpfe). Zwar fehlt bei diesen Symptomen der spektakuläre AN-AUS-Effekt, auf lange Sicht sind die Erfolge aber jenen des Tremors durchaus ebenbürtig.

Der AN-AUS-Mechanismus der tiefen Hirnstimulation zeigt uns aber auch, dass die Krankheit nicht geheilt werden kann, sondern dass die Symptome „nur" unterdrückt werden können. Die Wirkung der tiefen Hirnstimulation ist daher ähnlich der eines Hilfsmittels oder Heilbehelfs (z. B. Brille). Genau wie ein Heilbehelf muss die tiefe Hirnstimulation an die individuellen Bedürfnisse der Betroffenen angepasst werden. Je besser die Anpassung, umso höher der Profit, der aus der Stimulation gezogen werden kann. Jeder Brillenträger kennt die aufwendige Prozedur in der die individuelle Sehschärfe durch einen Optiker oder Augenarzt bestimmt wird. Unterschiedliche Gläserstärken müssen ausprobiert, kombiniert und die optische Achse angepasst werden. Schließlich kann jene Dioptriestärke ermittelt werden, mit der man dann tatsächlich besser sehen kann, zumindest eine Zeit lang. Auch bei der tiefen Hirnstimulation dauert es zu Beginn eine gewisse Zeit bis man sich an die verbesserten Umstände gewöhnt hat. Der Vergleich mit der Optik hinkt, da es bei der tiefen Hirnstimulation sowohl einer sehr aufwändigen Vorbereitung, als auch einer intensiven Nachsorge bedarf. Hinzu kommt, dass trotz oder gerade wegen der Stimulation andere Behandlungen notwendig sind (zum Beispiel Medikamente, psychologische und/oder krankengymnastische Maßnahmen).

Die tiefe Hirnstimulation verwendet sehr hoch entwickelte Systeme und ist daher ebenfalls kaum mit einer Brille vergleichbar. Patienten sollten mehr über die Möglichkeiten und Grenzen der tiefen Hirnstimulation wissen, als in den mitgegebenen Handbüchern der Industrie steht. Denn diese sind meist von Juristen und/oder Technikern geschrieben, nehmen oft nur geringen Bezug auf das tägliche Leben und verwirren häufig mehr, als sie nutzen.

Dieses Buch richtet sich in erster Linie an Patienten und behandelt grundlegende Themen rund um die tiefe Hirnstimulation. Es soll interessierten Patienten und deren Angehörigen als Ratgeber dienen und sämtliche Fragen beantworten, die vor und im Laufe der Behandlung auftreten.

François Alesch   Iris Kaiser

Aus Gründen der leichteren Lesbarkeit wurde auf eine geschlechtsspezifische Schreibung verzichtet.

Wir danken folgenden Personen sehr herzlich, die am Zustandekommen des Buches beteiligt waren: Max Buchler, Renate Fuiko, Johannes Thun-Hohenstein, Dieter Volc und Pavel Weiss. Danke auch an Ingrid Dobsak für die wertvolle Unterstützung bei den Bildern. Besonderer Dank gebührt auch Silvia Schilgerius und Christine Akbaba vom Springer-Verlag für die vorbildliche Unterstützung bei der Umsetzung dieses Buchprojektes.

Dieses Buch erscheint zum Jubiläum „20 Jahre Tiefe Hirnstimulation in Österreich". Es versucht die vielen Fragen, die von den

Patienten über all die Jahre gestellt wurden, verständlich und ausführlich zu beantworten. Die Autoren greifen dabei auf ihre eigenen, persönlichen Erfahrungen zurück. Diese mögen ab und zu von den Erfahrungen anderer Zentren abweichen.

Das menschliche Gehirn

W ie der Name schon verrät, steht bei der tiefen Hirnstimulation das Gehirn im Mittelpunkt des Interesses. Um das Wirkprinzip der tiefen Hirnstimulation besser verstehen zu können, soll daher zunächst ein kurzer Überblick über Aufbau und Funktion des menschlichen Gehirns gegeben werden.

Das Zentralnervensystem

Das Zentralnervensystem besteht aus Gehirn und Rückenmark. Das Gehirn stellt die oberste Instanz in diesem System dar. Das Rückenmark muss man sich wie ein dickes Kabelbündel vorstellen, das die Impulse vom Gehirn zum Körper und zurück überträgt.

Die Verteilung dieser Impulse an die einzelnen Organe und Gliedmaßen übernimmt das periphere Nervensystem.

Aufbau des Gehirns

Das menschliche Gehirn (Abb. 1) wiegt etwa 1500 Gramm. Man unterscheidet Großhirn und Kleinhirn. Das Großhirn besteht aus zwei Halbkugeln (Hemisphären). Diese sind über den Balken miteinander verbunden. Die Verbindung des Groß- und Kleinhirns zum Rückenmark und somit zum Rest des Körpers verläuft über den Hirnstamm. Dieser geht dann in das Rückenmark über.

Das Gehirn ist von insgesamt drei Hirnhäuten umgeben: der Pia mater, der Arachnoidea und der Dura mater. Die Pia mater liegt dem Gehirn ganz eng an und begleitet es in all seinen Furchen. Die Arachnoidea ist ein spinngewebiges Netz an der Oberfläche des Gehirnes und die Dura mater ist die stabile äußere Hülle. Zwischen Pia mater und Arachnoidea befindet sich die Hirnflüssigkeit (Liquor

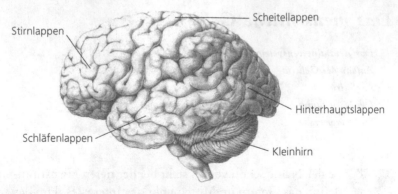

Stirnlappen

Scheitellappen

Hinterhauptslappen

Schläfenlappen

Kleinhirn

Abb. 1. Modell eines Großhirns mit Hirnstamm. Man erkennt die verschiedenen Lappen (frontal, parietal, temporal und okzipital), darunter befindet sich das Kleinhirn.

cerebrospinalis). Hirnhäute und Liquor dienen dem Schutz und der Ernährung des Gehirnes. Daneben wirkt die Liquorflüssigkeit als hydraulischer Stoßdämpfer und gibt somit mechanischen Schutz.

Liquor befindet sich ebenfalls in den Hirnkammern (Ventrikel) (Abb. 2). Es gibt insgesamt vier davon. Diese sind miteinander verbunden, so dass der Liquor darin fließen kann. Auch im Rückenmark befindet sich außen und innen, im Zentralkanal, Liquor.

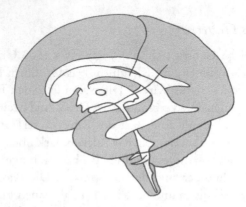

Abb. 2. Großhirn mit innen liegendem Ventrikelsystem (weiß). In den Ventrikeln fließt Flüssigkeit (der Liquor), die dem Gehirn hydraulischen Schutz bietet. Der Liquor dient auch der Ernährung des Gehirns.

Großhirn

Jede der beiden Großhirnhemisphären kann in vier Lappen eingeteilt werden. Jedem Lappen kommen schwerpunktmäßig unterschiedliche Funktionen zu:

Stirnlappen (Frontallappen)	Flexibilität des Denkens, Verhaltens und Planens, Arbeitsgedächtnis und Motorik
Scheitellappen (Parietallappen)	Objektwahrnehmung im Raum, Verbindung zwischen Hören, Fühlen und Sehen
Schläfenlappen (Temporallappen)	Hören, Gedächtnis, Gefühle
Hinterhauptslappen (Okzipitallappen)	Verarbeitung von optischen Eindrücken

Die Hemisphären sind von einer dünnen Zellschicht bedeckt, die als Hirnrinde oder Kortex bezeichnet wird. Der Kortex ist stark gefurcht und gefaltet, wodurch sich seine Oberfläche erheblich vergrößert und unzählige Nervenzellen auf kleinem Raum untergebracht werden können. Diese starke Faltung ist ein wesentliches Merkmal des menschlichen Gehirns. Der Kortex besteht aus grauer Substanz, darunter befindet sich die weiße Markschicht. Im Mark befinden sich die Leitungsbahnen der Nervenzellen.

Die Hirnlappen kommunizieren miteinander ebenfalls über Leitungsbahnen. Es findet auch ein Austausch zwischen Hirnlappen und den tiefer im Hirnstamm gelegenen Strukturen sowie dem Kleinhirn statt.

> ! Die hohe Anzahl an Nervenzellen und deren starke Vernetzung sind Voraussetzung für die komplexe Leistungsfähigkeit des Gehirns.

Der Hirnstamm

Der Hirnstamm wird von den beiden Großhirnhälften bedeckt und setzt sich aus Zwischenhirn, Mittelhirn und Rautenhirn zusammen.

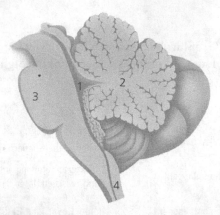

Abb. 3. Seitenansicht des Hirnstamms. 1 Ventrikel 2 Kleinhirn 3 Brücke 4 verlängertes Rückenmark

Zwischenhirn

Das Zwischenhirn enthält wichtige Kerngebiete die unterschiedlichste Funktionen, wie Bewegungsabläufe oder Hormonausschüttung, steuern. Zum einen befindet sich hier der **Thalamus**. Dieser besteht aus vielen einzelnen Kernen, die an unterschiedlichen Prozessen der Informationsverarbeitung beteiligt sind. Er ist eine wichtige Schaltstelle im Gehirn, die verschiedene Arten von Informationen empfängt, verarbeitet und weiterleitet. Vereinfacht gesagt, sortiert der Thalamus jede Art von ankommender Information (motorisch, visuell, akustisch) bereits vor deren Bewusstwerdung nach Wichtigkeit. Der Thalamus entscheidet, ob eine Information wichtig genug ist, um dem Kortex zugeleitet und damit dem Bewusstsein zugänglich zu werden. Der Thalamus wird daher als „Tor zum Bewusstsein" bezeichnet.

> **!** Der Thalamus spielt eine ganz wesentliche Rolle bei der neurochirurgischen Behandlung von Bewegungsstörungen. Der vordere Teil des Thalamus steuert in erster Linie motorische Funktionen, der hintere hingegen sensorische (Gefühlssensationen). Genau an der Schnittstelle von sensorischem und motorischem Thalamus befindet sich der Nucleus ventralis intermedius (Vim). Die Stimulation dieses Kerns ist besonders bei Patienten geeignet, die ausschließlich unter Tremor leiden.

Ein weiterer wichtiger Teil des Zwischenhirns ist der **Hypothalamus**, die oberste Kontrollinstanz der Hormonsteuerung. Der Hypothalamus ist darüber hinaus verantwortlich für die Regulation von Körpertemperatur, Blutdruck, Schlafen und Wachen, Hunger und Durst.

> **!** Der Hypothalamus ist ein Zielpunkt bei der Behandlung von Clusterkopfschmer-
> **●** zen mittels tiefer Hirnstimulation.

Durch das Zwischenhirn verläuft auch die **innere Kapsel (capsula interna)**. Sie besteht im Unterschied zu den vorher genannten Strukturen nicht aus einer Ansammlung von Nervenzellkörpern, sondern wird einzig und allein aus Leitungsbahnen gebildet. Bei der inneren Kapsel handelt es sich daher nicht um graue, sondern um weiße Substanz. Im hinteren Teil der inneren Kapsel befinden sich sensorische, in der Mitte motorische und vorne limbische Anteile. Hier werden also neben motorischen, auch emotionale und vegetative Funktionen gesteuert. Der motorische Anteil der inneren Kapsel gehört zu der Pyramidenbahn.

> **!** Die innere Kapsel kann bei der tiefen Hirnstimulation ungewollt mitstimuliert
> **●** werden. Es treten dann unangenehme Nebenwirkungen wie Verkrampfungen
> oder Sprachstörungen auf.
> Es gibt auch eine therapeutische Anwendung für die tiefe Hirnstimulation der
> inneren Kapsel. Diese kommt zum Beispiel bei der Zwangserkrankung oder dem
> Tourette-Syndrom zur Anwendung.

Dem **Nucleus subthalamicus** kommt eine wesentliche Rolle in der Steuerung von Bewegungsabläufen zu. Dieser Kern besteht aus verschiedenen Anteilen, die neben motorischen Funktionen auch emotionale und kognitive Funktionen steuern.

> **!** Der Nucleus subthalamicus ist eine zentrale Struktur in der chirurgischen Be-
> **●** handlung der Parkinson-Krankheit. Durch die elektrische Stimulation dieses
> Kerns wird die dort herrschende Überaktivität gehemmt und auch die Aktivität
> der nachgeschalteten Zentren normalisiert.

Auch der **Globus pallidus** gehört zum Zwischenhirn. Ähnlich wie der Nucleus subthalamicus und die innere Kapsel hat auch dieser Kern motorische und emotionale Komponenten.

❗ Der innere Teil des Globus pallidus (Globus pallidus internus, Gpi) ist eine Zielstruktur, die ebenfalls bei der tiefen Hirnstimulation eine wichtige Rolle spielt. Unterschiedliche Krankheiten können dort behandelt werden wie Morbus Parkinson, Dystonie und Tourette-Syndrom.

Mittelhirn

Auch das Mittelhirn ist eng in die Steuerung der Motorik eingebunden. Es beherbergt auf kleinstem Raum viele auf- und absteigende Nervenbahnen. Hier befindet sich unter anderem die Substantia nigra, die eine wichtige Rolle bei der Parkinson-Krankheit spielt, da sie die wichtigste Produktionsstätte von Dopamin ist.

Im Mittelhirn findet sich eine enge Verknüpfung der sensorischen, motorischen und insbesondere der vegetativen Funktionen. Pupillenweite, Herzfrequenz und Blutdruck werden unter anderem von hier aus gesteuert. Dem Mittelhirn kommt auch eine wichtige Bedeutung beim Schlaf zu.

Rautenhirn

Das Rautenhirn verdankt den Namen seiner Form, einer Raute. Zum Rautenhirn gehören die Brücke und das verlängerte Mark sowie das Kleinhirn (letzteres gehört aber im strengen Sinne nicht zum Hirnstamm).

Die **Brücke** (Pons) ist eine wichtige Schaltstation zwischen Groß- und Kleinhirn.

Das **verlängerte Mark** (medulla oblongata) ist der Übergang des Gehirns zum Rückenmark. Hier befindet sich die Steuerung lebenswichtiger Funktionen wie Atmung, Blutkreislauf sowie Reflexe für Schlucken, Niesen, Husten oder Erbrechen.

Das **Kleinhirn** (Cerebellum) befindet sich in der hinteren Schädelgrube und wird vom Hinterhauptlappen des Großhirns überlagert. Das Kleinhirn ist, wie der Name schon sagt, deutlich kleiner als das Großhirn, weist aber eine besonders enge Faltung auf und be-

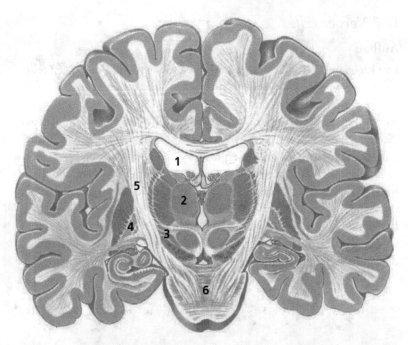

Abb. 4. Frontalschnitt durch das Gehirn. 1 Ventrikel 2 Thalamus 3 Nucleus subthalamicus 4 Globus pallidus 5 Capsula interna 6 Brücke (am unteren Bereich des Hirnstamms) (1) stellt eine flüssigkeitsgefüllte Hirnkammer dar, (2–5) sind Kerne (graue Substanz), 6 ist eine Bahn (weisse Substanz)

sitzt dadurch fünfmal so viele Nervenzellen wie das Großhirn. Die Rindenschicht ist wesentlich dünner als die des Großhirns, darunter befinden sich ebenfalls graue Kleinhirnkerne, die in weiße Substanz eingebettet sind.

Die Aufgaben des Kleinhirns sind:

– die Bewegungskoordination und motorisches Lernen
– Gleichgewicht und Muskelspannung
– eine gewisse Beteiligung an intellektueller Verarbeitung

Die Nervenzelle

Aufbau

Der kleinste Baustein des menschlichen Gehirns ist die Nervenzelle. Sie ist nur wenige tausendstel Millimeter (Mikrometer) groß, jedoch gibt es etwa hundert Milliarden davon.

Jede Nervenzelle (Neuron) (Abb. 5) besteht aus einem Zellkörper (Soma), einem Nervenfortsatz (Axon) und Verzweigungen (Dendriten), die den Kontakt zu anderen Nervenzellen herstellen.

Der Zellkörper ist der volumenstärkste Teil der Nervenzelle. Hier findet der Stoffwechsel, der für das Leben und Wachstum der Zelle notwendig ist, statt. Am Zellkörper befindet sich eine Vielzahl von Dendriten. Diese stellen die Verbindung zur Umgebung her und vernetzen sich mit anderen Neuronen. Die Vernetzung zwischen den Nervenzellen ist plastisch und kann sich durch Lernprozesse

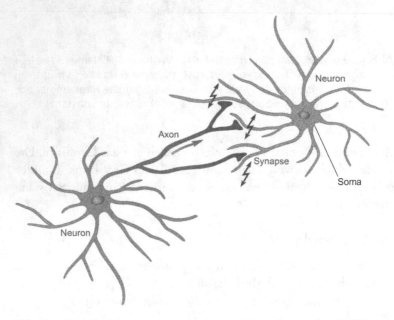

Abb. 5. Modellzeichnung eines Neurons. Man erkennt den Zellkörper (Soma) und die Verzweigungen, die kurzen Dendriten oder die lange Verzweigung, das Axon. Die Kommunikation zwischen den Nervenzellen verläuft über die Synapsen.

permanent an neue Erfordernisse anpassen. Je vernetzter die Zellen sind, umso komplexer sind die Funktionen, die sie erfüllen können. Die meisten Neuronen besitzen neben Zellkörper und Dendriten noch ein Axon. Das Axon ist sehr dünn und lang. Die Länge kann bis zu einem Meter betragen. Dadurch sind Impulsübertragungen über weite Strecken im Körper (zum Beispiel im Rückenmark) möglich.

Üblicherweise befinden sich die Zellkörper entweder an der Hirnrinde oder in der Tiefe des Gehirns. Man spricht dann von Kortex (Hirnrinde) beziehungsweise Kernen. Kortex und Kerne sind besser durchblutet, wodurch sie bei der Betrachtung grau erscheinen („graue Substanz"). Zwischen Kortex und Kernen befindet sich die weiße Substanz. In dieser ziehen die „Verbindungskabel" zwischen Kortex und Kernen durch, also die langen Axone der Neuronen. Ähnlich wie Stromkabel sind die Axone mit einer Art Isolierschicht ausgekleidet (Myelinschicht). Diese Myelinschicht bildet aufgrund ihrer weißen Farbe die „weiße Substanz".

> **!** Das Gehirn besteht aus grauer und weißer Substanz. Grau sind die Hirnrinde
> **●** und Hirnkerne (Ansammlung von Nervenzellkörpern), weiß die Leitungsbahnen
> (Axone).

Arbeitsweise

Die Hirnrinde sowie die grauen Kerne des Gehirns bestehen aus Ansammlungen von Nervenzellkörpern. Diese entsenden ihre Fortsätze in Nervenfasern zu anderen Hirnregionen und erhalten im Gegenzug Informationen von anderen Gebieten. Die Signalübertragung am Neuron selbst erfolgt elektrisch, die Kommunikation mit anderen Neuronen chemisch. Hierzu bilden die Nervenzellen am Ende ihres Nervenfortsatzes Kontaktstellen (Synapsen) aus (Abb. 6). Im synaptischen Spalt, durch den die Nervenfortsätze voneinander getrennt sind, erfolgt die Übertragung über Botenstoffe (Neurotransmitter). Zu diesen gehören z. B. Dopamin, Acetylcholin, Glutamat oder GABA.

Bildlich dargestellt, erfolgt der Signalaustausch nach dem Schlüssel-Schloss-Prinzip. Die Botenstoffe fungieren als Schlüssel, die zur erfolgreichen Signalweiterleitung in das Schloss (Rezeptor) passen müssen.

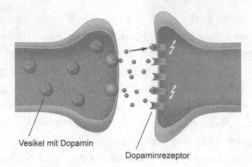

Vesikel mit Dopamin

Dopaminrezeptor

Abb. 6. Synapse: die Übertragung an den Nerven erfolgt elektrisch, der Signalweiterleitung von Nervenzelle zu Nervenzelle erfolgt chemisch (das heißt mit Botenstoffen) über Synapsen.

Das ungestörte Zusammenspiel dieser Botenstoffe sorgt für eine korrekte Signalvermittlung. Nach diesem Prinzip funktionieren sämtliche Übertragungsprozesse im Gehirn, ganz gleich welche Funktion gesteuert wird.

Der synaptische Spalt ist der bevorzugte Wirkort für Medikamente. Durch gezielte Zufuhr von chemischen Substanzen in diesen Spalt lässt sich die Übertragung von Neuron zu Neuron beeinflussen. Damit kann man unmittelbar in die Regelkreise eingreifen.

> **!** Die tiefe Hirnstimulation folgt einem völlig anderem Prinzip als die medikamentöse Behandlung. Die Wirkung ist zunächst eine rein elektrische und keine chemische, ohne direkten Einfluss auf den synaptischen Spalt. Der Effekt der tiefen Hirnstimulation entsteht immer nur dort, wo die Elektrodenspitzen liegen, während Medikamente über den Blutkreislauf prinzipiell jede Nervenzelle erreichen können. Durch diese hohe Treffsicherheit kann die tiefe Hirnstimulation ganz gezielt eingreifen, indem sie überaktive Regionen blockiert und dadurch einen gestörten Informationsfluss wieder normalisiert.

Arbeiten im Verbund

Die Schulmedizin unterscheidet zwischen motorischen, sensiblen, und sensorischen Systemen. Diese betreffen die Bewegungsabläufe, das Fühlen (Hautkleid) und Sinneseindrücke (Sehen, Hören). Diese Einteilung dient lediglich dem besseren Verständnis, das Gehirn hingegen kennt diese Unterteilung nicht oder hält sich zumindest nicht daran. Im Gehirn gibt es jede Menge Überlappungen, denn die Leitungsbahnen für die einzelnen Funktionen liegen oft eng zusammen oder überkreuzen sich. Das Gehirn ist derart komplex verschaltet, dass sich die von ihm gesteuerten Funktionen, sei es das Empfinden von Emotionen, das Denken und Wahrnehmen oder die Beweglichkeit, nicht völlig voneinander trennen lassen. Dies äußert sich auch im Verhalten: man bedenke nur die gebeugte Körperhaltung bei Trauer oder die gestreckte Körperhaltung bei Freude. Auch die Gesichtsmuskulatur drückt gut den momentanen seelischen Zustand eines Menschen aus.

Motorik, Emotion und Kognition lassen sich also meist nicht voneinander trennen. Dieser Umstand spielt auch bei der tiefen Hirnstimulation eine Rolle. Einige Zielpunkte, die für die tiefe Hirnstimulation in Frage kommen, haben nicht nur motorische, sondern auch emotionale und kognitive Anteile. Ziel der tiefen Hirnstimulation bei Bewegungsstörungen ist es, nur die motorischen Anteile zu stimulieren, nicht aber die emotionalen und kognitiven. Dies gilt vor allem für den Nucleus subthalamicus, der das Zielgebiet der Wahl für die tiefe Hirnstimulation bei der Parkinson-Krankheit darstellt. Werden die emotionalen oder kognitiven Anteile des Nucleus subthalamicus mitstimuliert, können psychiatrische Symptome und Verhaltensauffälligkeiten während der Dauer der Stimulation entstehen. Diese Probleme können durch eine genaue Elektrodenplatzierung sowie durch die Bestimmung geeigneter Stimulationsparameter minimiert werden.

> ! Das Gehirn verarbeitet Motorik, Emotion und Kognition gleichzeitig und nicht
> • einzeln. Dieser Aspekt ist wichtig und muss bei der Beurteilung etwaiger Nebenwirkungen bei der tiefen Hirnstimulation berücksichtigt werden. Ein gutes Beispiel hierfür ist, dass sich beim Einschalten der Stimulation nicht nur die Motorik verbessert, sondern auch der Gesichtsausdruck aufhellt. Man sieht den Patienten die Stimulation sozusagen an.

Plastizität

Die hunderten Millionen von Neuronen des Gehirns speichern Gedächtnisinhalte in Form von Erregungsmustern innerhalb bestimmter Netzwerke (Engramme). Bei jedem Lernvorgang gehen Synapsen neue Verbindungen ein, die später beim Abrufen der Gedächtnisspur gleichzeitig aktiv sind. Je öfter dieser Abruf passiert, desto stärker werden die synaptischen Verbindungen. Im Gehirn passieren daher ständig Umbauprozesse, es ist plastisch und nicht unveränderlich, wie früher oft geglaubt wurde. Diese Plastizität ist nicht nur ein Merkmal jüngerer Gehirne, sondern bleibt ein Leben lang erhalten.

> **!** Von der Plastizität des Gehirns profitieren bis zu einem gewissen Grad auch Menschen nach Hirnschädigungen. So kann beispielsweise nach einer Erblindung jener Teil der Hirnrinde, der ehemals für das Sehen zuständig war, neue Aufgaben wie das Tasten übernehmen (Blindenschrift).
> Die Plastizität des Gehirns wird auch in der Rehabilitation von Patienten, die mittels tiefer Hirnstimulation behandelt werden, genutzt. Bestehende Verbindungen, die lange nicht verwendet wurden, sind verkümmert und der Zugang zu bestimmten Gedächtnisinhalten versperrt. Die synaptischen Verbindungen müssen durch gezieltes Üben in der Rehabilitation wieder gestärkt werden. Vor allem feinmotorische Aktivitäten wie Schreiben, die aufgrund der motorischen Symptome lange nicht mehr möglich waren, müssen neu eingelernt werden.

Die genaue Kenntnis der Anatomie, also der Bestandteile des zentralen Nervensystems, ist eine wesentliche Voraussetzung für das Verständnis der tiefen Hirnstimulation. Es gibt im Gehirn eine Vielzahl an Zentren deren harmonisches Zusammenspiel für einen reibungslosen Ablauf motorischer Funktionen eine wichtige Voraussetzung darstellt. Sowohl die großen, mit dem Auge klar sichtbaren Teile des zentralen Nervensystems spielen dabei eine Rolle, als auch die nur unter dem Mikroskop erkennbaren Nervenzellen, die durch ihre vielseitige und dynamische Vernetzungen die Abläufe im Nervensystem erst ermöglichen. Daneben haben auch chemische Faktoren eine wichtige Funktion. Die Nervenzellen kommunizieren miteinander auf chemischer Basis. Sie verwenden hierzu Botenstoffe, auch Neurotransmitter genannt. Sie sind die Sprache der Nervenzellen. Hier greifen die Medikamente ein.

Morbus Parkinson

Wenn von Morbus Parkinson die Rede ist, betrifft das immer die idiopathische oder primäre Form. Darunter versteht man die reine Parkinson-Krankheit, die ohne fassbare Ursache entsteht.

Neben dem reinen Morbus Parkinson gibt es eine Reihe von Parkinson-Syndromen, die auf den ersten Blick der echten Parkinson-Krankheit zwar ähneln, jedoch auf einer anderen Ursache beruhen (atypische und sekundäre Parkinson-Syndrome). Im Gegensatz zur primären Form lässt sich bei der sekundären ein auslösendes Ereignis finden (z. B. verursacht durch Durchblutungsstörungen, Hirntumor, Hirnverletzung, Medikamenteneinnahme, Vergiftung, Infektion).

! Die sekundären Formen der Parkinson-Krankheit sprechen in der Regel auch auf die typischen Parkinson-Medikamente an. Insofern ist die Unterscheidung zwischen den einzelnen Formen bei der medikamentösen Behandlung nicht so wichtig wie bei der tiefen Hirnstimulation. Hier gilt: Nur die idiopathischen Form kann einer operativen Behandlung zugeführt werden. Alle anderen Formen profitieren nicht oder kaum von der tiefen Hirnstimulation. Diese Unterscheidung ist somit sehr wichtig!

Motorische Hauptsymptome

Im Jahre 1817 beschrieb der englische Arzt James Parkinson erstmalig die klinischen Merkmale dieses Krankheitsbildes. Von ihm geprägte Begriffe wie Schüttellähmung sind heute nicht mehr gebräuchlich, da sie das Zittern (Tremor) fälschlicherweise als Hauptsymptom der Krankheit darstellen. Neben dem Tremor beinhaltet das voll ausgebildete Störungsbild des Morbus Parkinson weitere motorische Hauptsymptome. Dazu gehören Muskelspannungserhöhung (Rigor), Bewegungsverlangsamung (Bradykinese) sowie Gang- und Haltungsstörungen (posturale Instabilität). Die motorischen Symptome des idiopathischen Parkinson-Syndroms betreffen zu Beginn meist nur eine Körperseite und bleiben im weiteren Krankheitsverlauf unterschiedlich stark ausgeprägt.

Im Folgenden sollen diese medizinischen Begriffe genauer erklärt werden, um das Ausmaß der Beeinträchtigungen durch die Krankheit anschaulich zu machen.

Zittern (Tremor)

Definitionsgemäß versteht man unter Tremor (lateinisch: Zittern) eine rhythmische, unwillkürliche Bewegung eines Körperteils. Der Tremor, klassischerweise handelt es sich bei Morbus Parkinson um einen Ruhetremor, ist bei der Parkinson-Krankheit zwar das auffälligste Symptom, muss aber nicht zwingend vorhanden sein. In Spätstadien tritt jedoch bei fast allen Parkinson-Patienten ein Ruhezittern auf. Der Tremor beginnt einseitig und wird sichtbar, wenn die betroffene Extremität nicht bewegt wird. Bei Willkürbewegung hingegen verschwindet er oder schwächt sich ab. Emotionale Belastung und Stress können den Tremor zusätzlich verstärken. Der Ruhetremor weist eine Frequenz von 4–6 Schlägen pro Sekunde (Hertz) auf. Aufgrund der typischen Bewegungsmuster spricht man von „Pillendrehen" oder „Münzenzählen".

Muskelsteifigkeit (Rigor)

Unter Rigor (lateinisch: Starrheit) versteht man eine Muskelspannungserhöhung, die bei jeder Bewegung vorhanden ist. Durch diese Spannungserhöhung entsteht ein zäher Widerstand, der auch bei passiver Bewegung vorhanden ist und als „Zahnradphänomen" rhythmisch unterbrochen wird. Subjektiv empfinden Patienten den Rigor als Steifigkeit, häufig begleitet von ziehenden, schmerzhaften Missempfindungen in Schultern und Armen. Neben Armen und Beinen kann der Rigor auch den Nacken betreffen. Hieraus ergeben sich häufige Fehldiagnosen, da die Schmerzen oft als rheumatische Beschwerden oder Bandscheibenleiden missinterpretiert werden und die korrekte Diagnosestellung verschleppen.

Bei geistiger Beschäftigung oder durch willkürliche motorische Aktivität eines Gelenks verstärkt sich der Rigor auf der anderen Körperseite. Der Rigor in der rumpfnahen Beugemuskulatur ist Ursache für die typische vorgebeugte Körperhaltung von Parkinson-Patienten. Rigor, aber auch Bewegungsverlangsamung, vermindern darüber hinaus das natürliche Mitschwingen der Arme beim Gehen.

Bewegungsverlangsamung (Bradykinese)

Bradykinese leitet sich aus dem Altgriechischen ab und bedeutet „langsame Bewegung". Bei der Parkinson-Krankheit lassen sich die Störungen der Beweglichkeit in drei Komponenten unterteilen: Bewegungsverlangsamung (Bradykinese), Verminderung der Spontanbewegungen (Hypokinese) sowie vollständige Bewegungsunfähigkeit (Akinese). In der Fachliteratur werden diese Begriffe meist gleichbedeutend benutzt.

Unter den motorischen Hauptsymptomen trägt die Bewegungsverlangsamung am deutlichsten zur Gesamtbehinderung von Parkinsonkranken bei. Die Beweglichkeitseinschränkung kann sich nicht nur auf die Extremitäten und Rumpf, sondern auch auf die Gesichts- und Sprechmuskulatur ausdehnen. Auch können willkürliche feinmotorische Bewegungen der Finger und Hände nur verlangsamt und stockend durchgeführt werden. Erste Anzeichen der Störung von Feinbewegungen zeigen sich oft bei alltäglichen Verrichtungen. Die Patienten haben Schwierigkeiten beim Schreiben, Ankleiden, Knöpfe schließen, Zähne putzen oder Schnürsenkel binden. Ebenso frühzeitig äußert sich die Bradykinese als vermindertes Mitschwingen der Arme beim Gehen. Im fortgeschrittenen Stadium tritt der akinetische Aspekt zunehmend in den Vordergrund. Startschwierigkeiten nach dem Aufstehen aus dem Sitzen, Steckenbleiben während des Gehens durch Türdurchgänge (motorische Blockaden,

„Freezing") sowie Schwierigkeiten beim Umdrehen im Bett gehören zu den Symptomen des späten Krankheitsverlaufs. Das Gangbild ist in typischer Weise von einer leicht vornübergebeugten Haltung und vorgeschobenem Kopf geprägt. Die Schrittlänge ist verkürzt, für das Umdrehen benötigt der Patient zahlreiche kleine, trippelnde Wendeschritte.

Die Bewegungsverlangsamung betrifft auch die Gesichtsmotorik (Hypomimie). Die Gesichtszüge der Patienten wirken häufig maskenartig und ausdruckslos („Maskengesicht"). Durch eine vermehrte Talgbildung der Gesichtshaut spricht man von einem „Salbengesicht". Die Stimme verliert an Volumen und wird heiser und monoton (Hypophonie). Dadurch wecken die Patienten oft fälschlicherweise den Eindruck von Traurigkeit und Teilnahmslosigkeit.

Haltungs- und Gangstörungen (Posturale Instabilität)

Posturale Instabilität (lateinisch: postura = Haltung) tritt bei Morbus Parkinson meist erst im späteren Verlauf auf. Durch eine Störung der Stellreflexe kommt es zu einer verminderten Stabilität beim Aufrechthalten des Körpers. Diese hat gemeinsam mit der Bewegungsverlangsamung und der Muskelsteifigkeit zur Folge, dass Ausgleichsbewegungen nicht oder nur verzögert stattfinden, was sich als spontane Stand- und Gangunsicherheit äußert. Bei passiven Stößen gegen den Körper kann der Betroffene nicht angemessen gegensteuern und neigt dazu das Gleichgewicht zu verlieren. Beim Stolpern werden zum Ausbalancieren meist zu kleine und langsame Schritte gemacht. Manche Parkinson-Patienten neigen beim Gehen zu beschleunigten Trippelschritten bei vornüber gebeugter Haltung, was oft zum Hinfallen führt. Dies wird als Festination (lateinisch: sich beeilen) bezeichnet.

! Haltungs- und Gangstörungen sind jene Symptome, welche am wenigsten auf die tiefe Hirnstimulation ansprechen. Oft bleiben sie nach der Operation bestehen. Es ist daher sehr wichtig, bereits vor der Operation den Einfluss dieser Symptome auf die Gesamtbehinderung zu erkennen, um den Patienten entsprechend beraten zu können. Ansonsten können falsche Erwartungen entstehen.

Vegetative Störungen

Morbus Parkinson betrifft außer der Motorik noch eine Vielzahl anderer Körperfunktionen. Im Rahmen der Erkrankung können daher auch Störungen des vegetativen Nervensystems auftreten. Darunter versteht man jenen Teil des Nervensystems, der Funktionen steuert, ohne auf die Zuwendung unseres Bewusstsein angewiesen zu sein, wie z. B. die Verdauung oder die Körpertemperatur.

Zu den vegetativen Begleitbeschwerden bei der Parkinson-Krankheit zählen:

– Blasenfunktionsstörungen
– Sexualfunktionsstörungen
– Kreislaufstörungen mit Neigung zu niedrigem Blutdruck
– Regulationsstörungen in Bezug auf Körpertemperatur
– Verlangsamung der Magen- und Darmtätigkeit
– Muskelschmerzen
– Störungen der Atemmechanik
– Schlafstörungen
– Schluckstörungen
– Sprachstörungen

Psychologische Auffälligkeiten

Der Erstbeschreiber und Namensgeber der Erkrankung, James Parkinson, ging davon aus, dass nur körperliche, nicht aber geistige oder seelische Funktionen von der Parkinson-Krankheit betroffen sind. Heute weiß man, dass im Laufe der Erkrankung eine Reihe von psychologischen und psychiatrischen Veränderungen auftreten können – häufig im Zusammenwirken mit den körperlichen Beschwerden.

Depressionen finden sich häufig bei Parkinson-Patienten (circa 50 %), oft schon Monate oder Jahre bevor die motorischen Symptome zum ersten Mal auftreten. Diese Depression wird auf das gestörte Gleichgewicht der Botenstoffe im Gehirn zurückgeführt.

Unter dem Begriff Depression versteht man eine Stimmungsbeeinträchtigung, die hauptsächlich durch anhaltende Niedergeschlagenheit, Interesselosigkeit, Antriebslosigkeit und Unfähigkeit, sich über etwas zu freuen, gekennzeichnet ist.

Eine Depression kann aber auch sekundär als Reaktion auf die Krankheit oder die Krankheitssymptome auftreten. So weisen Patienten mit Schwankungen der Beweglichkeit häufig Stimmungsbeeinträchtigungen auf. Viele dieser Patienten ziehen sich aus der Öffentlichkeit zurück, da sie fürchten, aufgrund ihrer körperlichen Beeinträchtigungen peinlich aufzufallen. Das Fahren mit öffentlichen Verkehrsmitteln wird gemieden, da die Betroffenen nicht schnell genug ein- und aussteigen können. Das Bezahlen an der Kasse dauert länger, die Menschen in der Schlange werden ungeduldig, woraufhin sich das Zittern verstärkt und das Bezahlen noch länger dauert. Solche Erlebnisse können zu einem allgemeinen sozialen Rückzug führen.

Verschiedene **Angststörungen** (soziale Phobie, generalisierte Angststörung, Zwangsstörung) treten ebenso gehäuft bei Parkinson-Patienten auf, oft gemeinsam mit Depressionen.

Depressionen und Angststörungen lassen sich durch entsprechende Medikamente gut behandeln. Die Kombination mit psychologischen Maßnahmen ist sinnvoll, wenn Betroffene Schwierigkeiten haben, die Krankheit anzunehmen und mit ihren körperlichen Behinderungen im Alltag umzugehen. Patienten, die zu ihrer Erkrankung stehen, weisen geringere Belastungen auf. Dazu gehört es auch, andere Menschen über die Krankheit zu informieren, obwohl genau das vielen Patienten schwer fällt. Auf diese Weise lassen sich Missverständnisse ausräumen und Stresssituationen reduzieren. Der Austausch mit anderen Betroffenen in Selbsthilfegruppen stellt eine weitere hilfreiche Bewältigungsmaßnahme dar.

In Zusammenhang mit der motorischen Verlangsamung lässt sich in späteren Krankheitsstadien bei einigen Patienten auch eine **Verlangsamung und Dehnung der Denkabläufe** feststellen. Die Denkinhalte an sich sind aber in ihrer Qualität nicht herabgesetzt. Störungen finden sich eher in der Flexibilität des Denkens und in der Planungsfähigkeit (exekutive Funktionen).

Manchmal kann das Ausmaß der Denkstörungen über eine Starrheit des Denkens hinausgehen. Die Entwicklung einer **Demenz** ist in späteren Krankheitsstadien möglich und betrifft vor allem ältere Patienten. Die Parkinson-Demenz unterscheidet sich aber erheblich von der bekanntesten Demenzform, der Alzheimer-Demenz. Bei der Parkinson-Demenz dominiert die Störung der exekutiven Funktionen (Planungsfähigkeit) und weniger die Gedächtnisausfälle. Diese sind zwar auch vorhanden, jedoch weniger stark ausgeprägt wie bei der Alzheimer-Form.

> **!** Psychische Störungen treten im Rahmen der Parkinson-Krankheit häufig auf.
> **•** Es ist aber wichtig, die motorischen Symptome von den psychischen Störungen abzugrenzen. Bei Aufregung oder in stressigen Situationen verstärkt sich das Zittern oder die Bewegungsverlangsamung. Allerdings können Merkmale wie das „Maskengesicht", also die starren Gesichtszüge, die gebeugte Körperhaltung sowie die allgemeine Bewegungsverlangsamung nach außen den Eindruck von Traurigkeit und Teilnahmslosigkeit erwecken, ohne dass ein Patient dies subjektiv empfindet.

Ursache von Morbus Parkinson

Seit den 1960er Jahren weiß man, dass es bei der Parkinson-Erkrankung in den Basalganglien nach und nach zu einer Rückbildung jener Nervenzellen kommt, die den Botenstoff Dopamin bilden. Diese Zellen liegen in der melaninhaltigen Substantia nigra (= schwarze Substanz), die aufgrund ihrer Farbe so genannt wird. Solche Abbauprozesse sind in geringerer Ausprägung auch in anderen Strukturen, z. B. im Hirnstamm, im Thalamus, im Hypothalamus sowie in der Hirnrinde nachweisbar. Sichtbare Symptome erscheinen jedoch erst, wenn 50–70 % dieser Nervenzellen der schwarzen Substanz zugrunde gegangen sind. In diesen Zellen bleiben rundliche Einschlusskörper (Lewy-Körperchen, englisch: lewy bodies) zurück. Andere Botenstoffe (Acetylcholin und Glutamat) des Gehirns erlangen durch den Dopaminmangel ein relatives Übergewicht, wodurch normale Bewegungsabläufe gestört werden.

Das menschliche Gehirn enthält nur weniger als ein Prozent an dopaminergen Nervenzellen. Deren Verlust hat jedoch einen enormen Effekt auf motorische sowie nicht-motorische Funktionen.

Die Ursache des Dopaminmangels ist trotz intensiver Forschung bis heute nicht geklärt. Dem Auftreten der Krankheit liegen wahrscheinlich mehrere Faktoren zugrunde. Der Einfluss von Vererbung,

Umweltgiften, Umweltfaktoren, Alterungsprozessen und Zelldefekten werden derzeit als mögliche Ursachen diskutiert.

Krankheitsbeginn

Oft wird die Parkinson-Krankheit entsprechend dem Zeitpunkt benannt, zu dem die Symptome erstmalig auftreten.

Sehr selten erkranken Patienten vor dem 21. Lebensjahr. In diesem Fall spricht man in Anlehnung an die angloamerikanische Literatur von einem **juvenilen Parkinson**. Ein Krankheitsbeginn zwischen dem 21. und 39. Lebensjahr wird als **young onset** (früher Beginn) bezeichnet und betrifft circa 10 % der Patienten. **Late onset** (später Beginn) wird der Krankheitsbeginn nach dem 40. Lebensjahr genannt und **very late onset** (sehr später Beginn) nach dem 75. Lebensjahr. 30 % der Parkinson-Patienten sind bei der Diagnosestellung unter 50 Jahre alt. Zwischen dem 50. und 60. Lebensjahr erkranken 40 % der Patienten. In der Gruppe der über 65-jährigen leidet durchschnittlich jede 100. Person an Morbus Parkinson.

! Gerade jüngere Patienten profitieren besonders von der tiefen Hirnstimulation, da sie aufgrund ihrer körperlichen Verfassung die Operation gut vertragen. Oft können dadurch eine drohende Berufsunfähigkeit und daraus resultierende familiäre und/oder soziale Probleme verhindert werden.

Diagnose

Die Diagnose des echten, idiopathischen Parkinson ist nicht immer einfach und verlangt viel Erfahrung.

Bei Vorliegen von Bewegungsverlangsamung und mindestens einem zusätzlichen der anderen Hauptsymptome Rigor, Tremor oder Haltungsinstabilität, kann die Diagnose Morbus Parkinson gestellt werden. Die Gefahr von Fehldiagnosen ist jedoch erheblich, da es viele Erkrankungen gibt, deren klinisches Bild dem der Parkinson-Krankheit ähnelt. Die häufigsten Verwechslungen betreffen vor allem die Multisystematrophie, den essenziellen Tremor und die Depression. Eine genaue Erhebung der Vorgeschichte, neurologische Untersuchungen und das ausgezeichnete Ansprechen auf L-Dopa

(L-Dopa-Test) bilden die Basis für die Diagnosestellung. Bildgebende Verfahren sind im Zweifelsfall von Bedeutung. Nuklearmedizinische Verfahren wie Positronenemissionstomographie (PET) und Single Photon Emission Computed Tomography (SPECT) erfassen den gestörten Dopamin-Haushalt und werden zur Abgrenzung von anderen neurologischen Erkrankungen eingesetzt.

Krankheitsverlauf

Den meisten Parkinson-Patienten fällt es schwer den genauen Beginn der Erkrankung festzulegen, da die Krankheitszeichen normalerweise erst allmählich in Erscheinung treten und es kein eindeutiges Anfangssymptom gibt. Aber auch das Fortschreiten der Krankheit und die Ausprägung der Symptome sind bei jedem Betroffenen unterschiedlich.

Seit der Einführung der medikamentösen Behandlung und später der tiefen Hirnstimulation können Spätkomplikationen über Jahre hinweg abgeschwächt und hinausgezögert, das Fortschreiten der Krankheit jedoch nicht aufgehalten werden. Dennoch haben sich die Behandlungsmöglichkeiten in den letzten Jahrzehnten derart verbessert, dass die Lebenserwartung der von der Parkinson-Erkrankung betroffenen Patienten praktisch unbeeinträchtigt ist.

Medikamentöse Behandlung

Morbus Parkinson ist eine Krankheit, die alle Bereiche des Lebens betrifft und deren Auslöser bis heute unbekannt sind. Es gibt allerdings keine andere neurodegenerative Erkrankung, die so umfangreich und erfolgreich behandelbar ist.

Jahre bevor die tiefe Hirnstimulation typischerweise angewendet wird, können die Symptome der Parkinson-Krankheit gut mit Medikamenten kontrolliert werden. Da Morbus Parkinson durch einen Dopaminmangel in der Substantia nigra ausgelöst wird, stützt sich die medikamentöse Therapie der Parkinson-Krankheit in erster Linie auf die Zufuhr von Dopamin-Ersatzmitteln.

So unterschiedlich das Erscheinungsbild und der Verlauf jeder Parkinson-Erkrankung ist, so vielfältig sind auch die Möglichkeiten der medikamentösen Behandlung. Diese muss für jeden Parkinson-

Patienten maßgeschneidert werden und richtet sich nach verschiedenen Faktoren wie Alter, Krankheitsdauer, Leitsymptomatik, psychische Störungen und Leidensdruck.

Morbus Parkinson ist eine chronische Krankheit, daher handelt es sich in jedem Falle um eine Dauerbehandlung, die regelmäßig der Krankheit angepasst werden muss. Die medikamentöse Behandlung sollte daher von einem erfahrenen Neurologen mit Spezialisierung auf Morbus Parkinson durchgeführt werden. In größeren Krankenhäusern gibt es oft Parkinson-Spezialambulanzen.

Wirkung von Dopamin im Gehirn

Dopamin kann nicht in Tablettenform zugeführt werden, da es, wie die meisten Medikamente, die Blut-Hirn-Schranke nicht überschreiten kann. Die Blut-Hirn-Schranke wird von kleinen Blutgefäßen gebildet, sie regelt die Zufuhr von Nährstoffen und verhindert die unkontrollierte Aufnahme von Schadstoffen aus dem Blutkreislauf in das Gehirn. Nur bestimmte fettlösliche Stoffe können diese Schranke durchdringen. **Levodopa (L-Dopa)** ist die direkte Vorstufe des Neurotransmitters Dopamin und im Gegensatz zu diesem in der Lage, die Blut-Hirn-Schranke zu überschreiten. Erst im Gehirn wird nach Abspaltungsprozessen aus L-Dopa Dopamin gebildet, das den gleichen Mechanismen unterliegt wie körpereigenes Dopamin.

Die L-Dopa-Behandlung wurde Anfang der 1960er Jahre erstmals von österreichischen und kanadischen Forschern eingeführt. Zu Beginn konnte nur reines L-Dopa verabreicht werden, mit dem Nachteil, dass bereits etwa 80 % davon auf dem Weg ins Gehirn im Körper verloren gingen. Nur hohe Dosen zeigten daher Wirkung, aber auch erhebliche Nebenwirkungen. Der Durchbruch von L-Dopa zum „Goldstandard" der Parkinson-Therapie gelang erst rund zehn Jahre später durch die Kombination mit Decarboxylasehemmern. Diese sorgen bildlich gesprochen wie Leibwächter dafür, dass L-Dopa ohne Verlust den Weg ins Gehirn findet und nicht schon außerhalb des Gehirns in Dopamin umgewandelt wird. Diese Kombinationsbehandlung ist vor allem im Anfangsstadium der Parkinson-Krankheit wirksam (Honeymoon-Phase), so dass ein fast normales Leben für die Betroffenen erreicht werden kann.

Nach längerem Krankheitsverlauf (im Durchschnitt nach fünf Jahren) kommt es bei einem Großteil der Patienten zu unerwünschten Nebenwirkungen und einer Wirkungsverminderung.

> **!** Im Laufe der Erkrankung geht die ursprüngliche Speicherfähigkeit von L-Dopa in den präsynaptischen Nervenzellen mehr und mehr verloren, wodurch produziertes oder zugeführtes Dopamin schneller als üblich in den synaptischen Spalt freigesetzt wird. Das hat zwei Folgen: Einerseits kommt es durch das rasche Anfluten zu Überbewegungen (Dyskinesien), andererseits fehlt in der Folge dieses Dopamin im Speicher, so dass ein Dopaminmangel nicht mehr ausreichend ausgeglichen werden kann. Dadurch treten plötzliche unangenehme und oft nicht vorhersehbare Blockaden auf. Man spricht dann von Wirkungsschwankungen (Wirkungsfluktuationen). Bekannt ist dieses Phänomen auch als „L-Dopa-Langzeitsyndrom" (end-of-dose-Akinese, wearing-off).

L-Dopa-Langzeitsyndrom

Phasen der guten Beweglichkeit (an oder englisch: on) können sich innerhalb von Minuten oder Sekunden mit Phasen der Unbeweglichkeit (aus oder englisch: off) abwechseln, die auf eine reduzierte Medikamentenwirksamkeit hindeuten. Außerdem können während der On-Phasen unkontrollierbare Überbewegungen auftreten (Dyskinesien, Hyperkinesen). Arme und/oder Beine können plötzlich schnell und unwillkürlich hin- und herschleudern, so dass es zu Stürzen kommt. Diese Dyskinesien können in seltenen Fällen auch beim An- und Abfluten der Medikamente auftreten oder sich bei nachlassender Medikamentenwirkung als schmerzhafte dystone Krämpfe äußern (z. B. als morgendliche Off-Dystonie, vor allem in Zehen und Füßen).

Komplikationen wie Verwirrtheitszustände, Albträume, Halluzinationen und depressive Verstimmungen stellen weitere Merkmale des L-Dopa-Langzeitsyndroms dar. Der Zustand der Patienten kann sich mitunter bis hin zur völligen Pflegebedürftigkeit verschlechtern. Die eben genannten Schwierigkeiten werden als Spätsyndrom zusammengefasst.

> ❗ Patienten mit einem L-Dopa-Langzeitsyndrom können an folgenden Sympto-
> men leiden:
>
> - schnell wechselnde On- und Off-Phasen
> - starke Überbewegungen in den On-Phasen
> - schmerzhafte dystone Krämpfe
> - Verwirrtheitszustände, Albträume, Halluzinationen, Depression

Seit den 1970er Jahren konnte durch die Einführung von neuen Substanzen und Arzneimitteln die Entwicklung und Behandlung dieser Spätsyndrome deutlich verbessert werden. Hierzu gehören z. B. **Dopaminagonisten**, die die Wirkung von Dopamin nachahmen und mittlerweile Standard in der medikamentösen Behandlung der Parkinson-Erkrankung sind.

Apomorphin ist ein sehr wirksamer, unspezifischer Dopamin-Agonist. Es kommt in fortgeschrittenen Stadien der Parkinson-Krankheit zur Anwendung, nämlich dann, wenn mit den üblichen Medikamenten kein ausreichender Erfolg mehr erzielt werden kann. Anders als diese, wird es nicht geschluckt, sondern muss subkutan, also unter die Haut, gespritzt werden. Es werden hierzu auch spezielle Pumpen verwendet. Sehr beliebt ist auch die Verwendung von kleinen Spezialspritzen (englisch: „injection pen"). Das sind kleine Geräte, mit denen bei Bedarf eine vordefinierte Dosis in die Haut „geschossen" werden kann. Die Wirkung tritt innerhalb von wenigen Minuten ein und hält bis zu einer Stunde. Damit lassen sich plötzliche off-Phasen wirksam überbrücken.

Eine neue Darreichungsform von Dopaminagonisten ist das **24-Stunden-Pflaster**. Dieses wird auf die Haut aufgeklebt und gibt kontinuierlich den Wirkstoff durch die Haut ab. Das Medikament erreicht so den Blutkreislauf unter Umgehung des Magen-Darm-Trakts. Auch das gewährleistet eine wesentlich kontinuierlichere Medikamentenzufuhr. Rotigotin, ein Dopaminagonist, wird so zugeführt.

> **!** Für Patienten mit einem Spätsyndrom, bei denen die medikamentöse Behandlung nicht mehr zufriedenstellend ist, stellt heute die tiefe Hirnstimulation eine geeignete Behandlungsalternative dar. Für die individuelle Therapieentscheidung sind aber nicht nur die Medikamentenverträglichkeit, sondern auch die Lebensqualität des Patienten ausschlaggebend. Zu Beginn der Ära der tiefen Hirnstimulation kam dieses Verfahren in erster Linie bei Patienten mit Parkinson-Spätsyndrom zum Einsatz. Heute gehen führende Institutionen zunehmend dazu über bereits in früheren Krankheitsstadien zu operieren, also zu einem Zeitpunkt wo die Erkrankung medikamentös noch nicht völlig austherapiert ist.

Weitere Medikamente

Abgesehen von Dopaminpräparaten gibt es weitere Medikamente, die auf die Parkinson-Symptome wirken. Sie versuchen nicht, den Dopaminmangel auszugleichen, sondern konzentrieren sich auf die Reduktion der im Vergleich überschüssig vorhandenen Botenstoffe Acetylcholin und Glutamat.

Die positive Wirkung des Grippemittels **Amantadin** auf Rigor und Bradykinese wurde in den 1970er Jahren zufällig entdeckt. Amantadin ist ein Hemmstoff von Glutamat (Glutamatantagonist). Trotz erheblicher Fortschritte der medikamentösen Therapie kann die Entstehung der Spätsyndrome nicht vollständig verhindert werden. L-Dopa-Dyskinesien können signifikant reduziert werden, allerdings ist dieser Effekt relativ rasch ausgeschöpft.

Anticholinergika (Hemmstoffe von Acetylcholin) sind eigentlich die ältesten wirksamen Parkinsonmittel, spielen bei der modernen Parkinson-Behandlung aber nur mehr eine untergeordnete Rolle. Sie gleichen das Ungleichgewicht zwischen Dopamin und Acetylcholin aus, haben daher einen positiven Einfluss auf den Tremor und stellen für das Nichtansprechen auf eine Dopaminersatztherapie eine sinnvolle Alternative dar. Sie haben jedoch häufig unerwünschte Nebenwirkungen wie Mundtrockenheit, Harnentleerungsstörungen und Verstopfung. Bei älteren Patienten begünstigen sie Verwirrtheitszustände und das Auftreten von Demenz.

> **!** Die modernen Parkinsonmedikamente sind in der Regel sehr wirksam und werden auch gut vertragen. Trotzdem kann es bei allen genannten Medikamenten zu Nebenwirkungen kommen. Dazu gehören Albträume, psychotische Symptome, Verhaltensstörungen, sexuelle Enthemmung und Appetitsteigerung. Diese Symptome treten vor allem im Langzeitverlauf und bei älteren Personen auf. Oft beziehen weder die Patienten noch deren Angehörige diese Probleme auf die Medikamente, da diese sich nur langsam entwickeln.
>
> Patienten, die gut auf Apomorphin ansprechen, profitieren in der Regel auch von der tiefen Hinstimulation. Diese Tatsache macht man sich auch beim Apomorphintest zunutze. Viele Patienten, die ein System zu tiefen Hirnstimulation erhielten, nahmen vorher Apomorphin. Nach der Operation ist in der Regel kein Apomorphin mehr notwendig.

In fortgeschrittenen Stadien der Parkinson-Krankheit kommt die **Duodopa-Pumpe** zur Anwendung. Hierbei wird das Medikament über einen speziellen Schlauch (PEG-Sonde) direkt in den Dünndarm gespritzt. Auf diese Weise erreicht man, unabhängig von Magenentleerungen, eine gleichmäßige Dopaminzufuhr. Dadurch wird eine sehr stabile Blut- und damit Gehirnkonzentration von L-Dopa ermöglicht. So verschwinden die bei anderen Parkinson-Medikamenten häufig beobachteten Wirkungsschwankungen und die Patienten haben über einen erheblich größeren Teil des Tages eine gute Beweglichkeit ohne Überbewegungen. Die PEG-Sonde sowie die Pumpe, die immer mitgetragen werden muss, empfinden viele Patienten jedoch als Nachteil.

Die Parkinson-Erkrankung ist heutzutage die häufigste Krankheit, bei der die tiefe Hirnstimulation eingesetzt wird. Die Krankheit ist bekannt durch die drei Hauptsymptome Zittern, Muskelsteifigkeit und Bewegungsarmut. Daneben gibt es aber eine Vielzahl an zusätzlichen Symptomen, wie Haltungs-, Gang- sowie vegetative Störungen, die den Patienten zu schaffen machen können. Auch psychische Auffälligkeiten, wie Depression oder Angststörungen, können vorkommen. Die Ursache der Parkinson-Krankheit ist bis heute nicht bekannt. Man weiß, dass dabei die Substantia nigra, ein sehr dopaminhältiger Kern im Gehirn zugrunde geht. Dadurch kommt es zu einem Dopaminmangel und in der Folge zu den bekannten Symptomen. Die Krankheit beginnt meist im mittleren Lebensalter. Die Diagnose wird oft anhand der beschriebenen Symptome gestellt, im Vordergrund steht meist der Tremor. Es gibt heute eine Vielzahl an medikamentösen Möglichkeiten, um die Parkinson-Krankheit zu behandeln. Allen voran ist der Ersatz des fehlenden Dopamins, aber auch Medikamente, die das verbleibende Dopamin im Gehirn unterstützen, haben sich als sehr wirksam gezeigt. Zumindest in den ersten Jahren der Krankheit lassen sich die Symptome gut medikamentös unterdrücken. Erst in der Folge kann es dann zu sogenannten Langzeitsyndromen kommen. Das ist der Moment, wo die tiefe Hirnstimulation eine sinnvolle Option darstellt.

Operative Verfahren

Geschichte der operativen Verfahren

D ie chirurgische Behandlung der Parkinson-Krankheit ist keine Erfindung der jüngsten Vergangenheit. Ansätze, die Symptome chirurgisch in den Griff zu bekommen, reichen bis in das späte 19. Jahrhundert zurück. Zu einem Zeitpunkt, in dem es noch fast keine medikamentöse Behandlung der Krankheit gab, standen sowohl die Ärzte, als auch die Patienten der Parkinson-Krankheit weitgehend hilflos gegenüber. So verwundert es nicht, dass alle möglichen chirurgischen Versuche unternommen wurden, um die störenden Symptome zu beseitigen. Nervendurchtrennungen wurden ebenso durchgeführt wie Ausschaltungen am Rückenmark oder der Hirnrinde. Auch Eingriffe am vegetativen Nervensystem sowie am Kleinhirn wurden vorgenommen.

Die Durchtrennung der motorischen Bahn beeindruckt uns heute am meisten. Hier wurde gezielt eine Lähmung in Kauf genommen, um einen Tremor zu beseitigen. Derartige Operationen waren sehr riskant, Komplikationen an der Tagesordnung. Erst in den 1940er Jahren wurde klar, dass die Basalganglien ein besonders effizientes Zielgebiet für die Behandlung derartiger Symptome darstellen. Man konnte den Tremor verschwinden lassen und die Steifigkeit verbessern, ohne dass dabei neurologische Nebeneffekte auftraten. All diese Erfolge stimulierten natürlich die Neugier der Wissenschaftler, so dass mit zunehmenden Operationserfolgen auch immer mehr über die Funktion dieser Strukturen bekannt wurde. Die Entwicklung der Stereotaxie war somit eine logische Folge aus dem Wunsch, gezielte Eingriffe in dieser Region durchzuführen.

Stereotaktische Technik

Bei der tiefen Hirnstimulation handelt es sich um eine stereotaktische Technik. Der Ausdruck „Stereotaxie" kommt aus dem Griechischen und bedeutet „sich im Raum bewegen". Die Stereotaxie ist im Wesentlichen ein Werkzeug, das es erlaubt, tief im Gehirn gelegene Strukturen zu erreichen, ohne dabei angrenzende oder vorgeschaltete Regionen zu verletzen. Jeder gewünschte Punkt kann vorab genau definiert und erreicht werden. Man bedient sich eines dreidimensionalen Koordinatensystems. Jeder Punkt erhält einen X-, Y- und Z-Wert, die in der Regel in Millimetern angegeben werden (Kartesische Methode).

Für eine bessere Orientierung werden Fixpunkte herangezogen, die als Landmarken dienen. Ursprünglich waren dies gut sichtbare Punkte am Schädel oder am Schädelröntgen (Nasenrücken, Ohrkanal, Hinterhaupt). Die modernen bildgebenden Verfahren, wie die Computer- und Kernspintomographie, haben diese klassischen Landmarken aber weitgehend verdrängt. Stattdessen verwendet man künstliche, am Schädel angebrachte Markierungen, z. B. spezielle Plexiglasplatten, die in den verschiedenen Untersuchungsmethoden gut sichtbar sind (Abb. 7).

Typischerweise bedient sich die Stereotaxie eines Ringes oder Rahmens, der wie ein Kranz am Kopf des Patienten befestigt wird (Abb. 8 und 9).

Dadurch erhält der Schädel die notwendige Fixierung, die eine wichtige Voraussetzung für genaues Arbeiten ist. Darüber hinaus dient der Rahmen auch als Instrumentenhalterung bei der Operation. Bohrer, Sonden und Kanülen können dort montiert werden. Der Rahmen ist aber auch ein wichtiger Teil der Navigation und somit der stereotaktischen Berechnung. Sind die Koordinaten des Zielpunktes einmal festgelegt, folgt als nächster Schritt die Berechnung des Zuganges.

Man muss sich das stereotaktische System wie eine Kugel vorstellen. Das Zielgebiet befindet sich im Zentrum der Kugel. Der Zugang zum Zielgebiet erfolgt von der Oberfläche dieser Kugel aus und kann

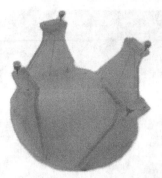

Abb. 7. Localizer: spezielle Plexiglasplatten dienen der geometrischen Definition eines Zielpunktes im Gehirn. Die Markierungen, die sich auf den Platten befinden, sind in den verschiedenen Bildgebungsmöglichkeiten (CT, MR) erkennbar und werden mathematisch genützt, um den Zielpunkt zu bestimmen und dessen Koordinaten genau zu berechnen.

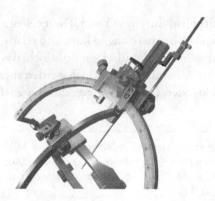

Abb. 8. Stereotaxiesystem nach Riechert-Mundinger: der stereotaktische Ring wird am Schädel des Patienten befestigt. Die Zieleinheit besitzt alle Freiheitsgrade um jeden Punkt innerhalb des Schädels erreichen zu können. Mit Hilfe mathematischer Programme werden die genauen Zugangswinkel dafür bestimmt.

über verschiedene Winkel erfolgen. Man spricht von Polarkoordinaten. Die Winkel werden meist so berechnet, dass besonders wichtige oder delikate Areale nicht durchquert werden. Gefäße oder Hirnkammern können somit „umschifft" werden. Es hat sich bewährt, Eingriffe zur tiefen Hirnstimulation über einen frontalen Zugang (das

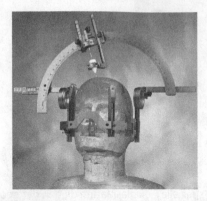

Abb. 9. Stereotaxiesystem nach Leksell: man erkennt den Rahmen, der am Schädel festgeschraubt wird, sowie den Zielbügel, der so eingestellt werden kann, dass jeder beliebige Punkt innerhalb des Schädels punktgenau erreicht werden kann.

heißt über das Stirnhirn) durchzuführen. Dieser Weg zu den tief gelegenen Zielstrukturen ist ausreichend kurz und relativ ungefährlich.

Die Operation selbst erfolgt über ein Bohrloch, das meist kleiner als 15 Millimeter ist. Über dieses Bohrloch werden spezielle Sonden, Kanülen und Elektroden zum zuvor errechneten Zielpunkt vorgeschoben.

> **!** Eine eiserne Regel in der Stereotaxie lautet niemals die Mittellinie, also die Verbindung zwischen beiden Hirnhälften, zu durchqueren. Aus anatomischen Gründen wäre das zu gefährlich. Bei beidseitigen Operationen muss daher zweimal gebohrt werden.

Stereotaktische Operationen sind mit Instrumentenflügen vergleichbar, eine Sichtkontrolle gibt es nicht. Um bei diesem Vergleich zu bleiben, hängt die Sicherheit des Fluges ganz wesentlich von der Planung und den Navigationshilfen ab (Abb. 10). Viele Institutionen nutzen daher auch die Möglichkeit der intraoperativen Bildgebung.

Das sind spezielle Röntgen- oder MR-Bilder, die während der stereotaktischen Operation erstellt werden und laufend über die aktuelle Lage der Elektrode informieren. Auf diese Weise ist es möglich, millimetergenaue Korrekturen vorzunehmen.

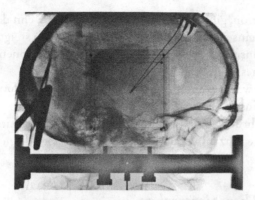

Abb. 10. Konventionelles Röntgen angefertigt unter stereotaktischen Bedingungen bei Implantation beidseitiger Elektroden in den Nucleus subthalamicus. Das Röntgen während des Eingriffs macht eine besonders sichere Operationsplanung möglich. Die Spitzen der rechten und der linken Elektrode liegen symmetrisch, die Zugangswinkel sind unterschiedlich geneigt.

Stereotaxie und Bewegungsstörungen

Stereotaktische Verfahren zur Behandlung von Bewegungsstörungen sind nicht wirklich neu. Bereits in den 1950er Jahren wurde diese Technik in der Behandlung von Morbus Parkinson, Dystonie und essenziellem Tremor eingesetzt. Anders als heute diente sie aber nicht der Implantation von Stimulationssystemen, sondern zur Platzierung von Koagulationselektroden, mit welchen Zielpunkte bewusst zerstört werden können. Koagulationselektroden sind wie Heizstäbe, durch kurzzeitige Erhitzung auf 70 °C wird der überaktive Hirnkern außer Funktion gesetzt. Je nach Region spricht man von Thalamotomie, Subthalamotomie oder Pallidotomie. Die Methode kommt ohne Implantat aus, denn die Elektroden werden danach wieder entfernt. Das ist aber auch der einzige Vorteil! Nachteil ist, dass es immer sehr schwierig ist, das passende Ausmaß der gezielten Zerstörung, der Mediziner spricht von Läsion, zu finden. Ist die Läsion zu klein, dann kommt das Symptom bald wieder, ist sie zu groß, so ist das Risiko unerwünschter Nebenwirkung hoch. Hinzu kommt, dass das Ganze irreversibel ist, kaputtes Gewebe ist nicht regenerierfähig. Eine bedarfsgerechte Anpassung, so wie bei der tiefen

Hirnstimulation, gibt es naturgemäß nicht. Auch wenn das Gehirn in der Regel einseitige Läsionen gut „wegsteckt", so steigt doch das Komplikationsrisiko sehr schnell bei beidseitigen Läsionen. De facto verhindert dies beidseitige Behandlungen.

Trotzdem war dies eine gängige Methode vor Einführung der modernen Parkinson-Behandlung.

Mit Einführung von Dopamin-Präparaten in die Parkinson-Therapie ging die Anzahl derartiger Operationen aber dramatisch zurück.

Strom zu Therapiezwecken

Elektrischer Strom übt seit vorchristlicher Zeit eine besondere Faszination auf den Menschen aus. Die Ägypter verwendeten die Elektrizität des Zitteraales für therapeutische Zwecke. Ähnliche Methoden zur Behandlung von Schmerzen und Gicht sind aus der Römerzeit und dem Mittelalter überliefert. Auch die Wissenschaft hat sich immer wieder mit dem Einfluss des elektrischen Stromes auf tierisches und menschliches Gewebe beschäftigt. Es waren vor allem die Muskel- und Nervenzellen, denen das Interesse der Wissenschaftler galt.

Ein sehr eindrucksvolles Modell dafür ist das Herz. Die Pumpfunktion dieses Organs wird durch das Hiss'sche Bündel unterhalten. Dieses besteht aus hoch spezialisierten Zellen, die die Herzmuskelfasern reizen und sie zur Kontraktion anregen. Dadurch zieht sich der Herzmuskel rhythmisch zusammen und zwar rund um die Uhr, ein Leben lang. Versagt das Hiss'sche Bündel, dann bleibt das Herz stehen, mit fatalen Folgen, außer man hat einen Herzschrittmacher, der, wie der Name schon sagt, dem Herzen den Schritt vorgibt. Dieser reizt den Herzmuskel mit elektrischem Strom und führt somit zu dessen Kontraktion, regelmäßig, etwa 60 Mal pro Minute. Damit wird die Pumpfunktion des Herzens aufrecht erhalten.

Die ersten Herzschrittmacher kamen in den 1950er Jahren des vergangenen Jahrhunderts zum Einsatz. Diese Geräte waren sehr groß und wurden nicht in den Körper implantiert, sondern befanden sich außerhalb des Patienten (Abb. 11). Erst Jahre später wurden die ersten miniaturisierten, implantierbaren Geräte entwickelt. Diese Geräte stellten hohe Anforderungen an Materialsicherheit und

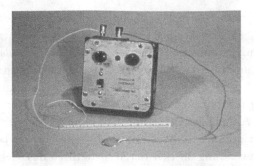

Abb. 11. Frühes Modell eines tragbaren, externen Herzschrittmachers (Ende der 1950er Jahre).

-verträglichkeit (Abb. 12). Ein großer Industriezweig konnte sich hieraus entwickeln.

Es war naheliegend, dass diese Technologie auch in anderen medizinischen Bereichen Einsatz finden würde. Ebenfalls in den 1960er Jahren wurde die Rückenmarkstimulation erstmals angewendet. Diese kommt bei besonders hartnäckigen chronischen Schmerzen, wie sie zum Beispiel nach mehrfachen Bandscheibenoperationen oder Gefäßleiden auftreten können, zum Einsatz. Hierbei wird die Reizelektrode nicht zum Herzen geführt, sondern über das Rückenmark

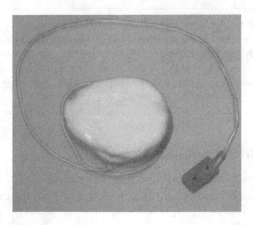

Abb. 12. Modell der ersten Generation implantierbarer Herzschrittmacher (Anfang der 1960er Jahre).

gelegt und reizt dort die Nervenzellen. Der Patient spürt das als angenehmes Kribbeln, das zu einer Unterdrückung der Schmerzen führt. Die Rückenmarkstimulation (englisch Spinal Cord Stimulation, SCS) ist somit ein unmittelbarer Verwandter der Herzschrittmacher.

Die guten Erfolge der Rückenmarkstimulation ermutigten die Mediziner, diese Technik auch in anderen Bereichen des Nervensystems einzusetzen. Anfang der 1970er Jahre erfolgte der Einsatz am Kleinhirn zur Behandlung der Spastizität. Mitte der 1970er Jahre folgte dann die Anwendung an den tiefen Strukturen des Gehirns (tiefe Hirnstimulation, THS – englisch Deep Brain Stimulation, DBS) zur Behandlung von zentralen, also vom Gehirn ausgehenden Schmerzen. Dieser Einsatz in den 1970er Jahren ist als Geburtsstunde der tiefen Hirnstimulation zu sehen.

Die Technologie ist somit über 30 Jahre alt. Es gibt aus jener Zeit eine Vielzahl an interessanten Einzelfallstudien. Diese wurden teils mit selbstgebasteltem Material durchgeführt und es gab etliche Firmen, die Material zur tiefen Hirnstimulation herstellten. Es fehlten aber zunächst systematische Untersuchungen, aus denen sich der Stellenwert der tiefen Hirnstimulation für die Patienten ableiten ließ. Dieser Verdienst kommt einer französischen Gruppe um Alim-Louis Benabid zu, die ab 1987 systematisch den Einsatz der tiefen Hirnstimulation bei der Parkinson-Erkrankung erforschte. Diese moderne Form der tiefen Hirnstimulation feierte 2007 ihren 20. Geburtstag.

> **!** Allzu oft wird heute übersehen, dass die tiefe Hirnstimulation vor 20 Jahren nicht als fertiges Produkt auf den Markt kam, sondern sich erst sehr langsam, gestützt durch innovative Ideen der Forscher, zu der heutigen etablierten Form entwickelt hat. Es dauerte mehr als ein Jahrzehnt bis die Industrie den Marktwert dieser Therapie entdeckte und Material entwickelte, welches die Methode schlussendlich zur Routine machte.

Rückenmarkstimulation

Die Rückenmarkstimulation (spinal cord stimulation, SCS) ist ein Verfahren zur Schmerzkontrolle, mit dem sich bei chronischen Schmerzen gute Erfolge erzielen lassen.

Die Rückenmarkstimulation verwendet elektrische Impulse geringer Intensität, um bestimmte Nervenfasern entlang des Rückenmarks

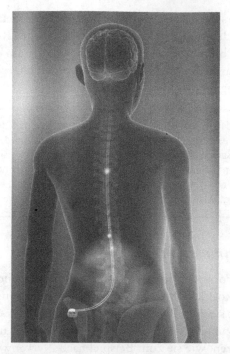

Abb. 13. Prinzip der Rückenmarkstimulation. Eine oder zwei Elektroden werden über dem Rückenmark angebracht. Über sie kommen kurze elektrische Impulse welche von einem ebenfalls implantierten Impulsgeber abgegeben werden. Mit dieser Technik lassen sich Schmerzen günstig beeinflussen.

zu erregen, um damit die Schmerzübertragung von der Peripherie (Körper) zum Gehirn zu stören. Damit entsteht in schmerzgeplagten Regionen ein angenehmes Kribbeln. Der Mediziner nennt das Parästhesie. Die Parästhesie bleibt relativ konstant und schmerzlos.

Der Impulsgeber zur Rückenmarkstimulation wird in der Nähe der Wirbelsäule implantiert und die Elektroden, die an das Gerät angeschlossen sind, werden direkt über dem Rückenmark angebracht. Jede Elektrode besitzt mehrere Pole (bis zu acht). Anzahl und Aktivität dieser Pole können vom Arzt individuell bestimmt werden, um die betroffenen Schmerzregionen abzudecken.

Die Rückenmarkstimulation ist der tiefen Hirnstimulation sehr ähnlich. Das verwendete Material ist weitgehend baugleich. Der wesentliche Unterschied liegt aber in der Frequenz, die viel niedriger als bei der tiefen Hirnstimulation ist. Sie beträgt bei der Rückenmark-stimulation 30 bis 50 Hertz. Es handelt sich dabei um eine richtige Stimulation, das heißt, die Nervenzellen werden angeregt. Die Sti-mulation erzeugt ein wohliges Gefühl.

> **!** Anders bei der tiefen Hirnstimulation: hier verspürt der Patient in der Regel kein
> **●** Kribbeln. Die Frequenzen liegen bei über 130 Hertz und sind damit deutlich höher. Einiges spricht dafür, dass hier eher die Nervenzellen nicht stimuliert, sondern in ihrer Funktion blockiert werden. Manche Autoren nehmen auch an, dass bei der tiefen Hirnstimulation eine kombinierte Aktion, hemmend und bahnend, vorliegt. Man spricht auch von Augmentation.

Kortikale Stimulation

Eine weitere Form der Stimulation ist die oberflächliche Stimula-tion, wie die kortikale Stimulation, die aber nur wenig verbreitet ist. Man findet sie zum Beispiel bei der Motor-Kortex-Stimulation. Diese kommt zum Einsatz bei sehr starken, anderswie unbeherrsch-baren Schmerzen, wie sie zum Beispiel nach Nervenwurzelausriss, Rückenmarksverletzung, Blutung oder Infarkt im Thalamus auftre-ten können. Die Elektrode ist meist flächig und viel größer als die Elektrode für die tiefe Hirnstimulation. Sie liegt dem Gehirn ent-weder direkt auf oder wird zwischen Knochen und harter Hirnhaut (Dura) platziert (Abb. 14). Es handelt sich um eine richtige Stimula-tion, das heißt die verwendeten Frequenzen sind niedrig (30–50 Hz).

Interessant ist die Anwendung dieser Stimulationsform auch bei Tinnitus (störende Hörsensationen). Hierbei wird die temporale Kor-tex (Hörregion) stimuliert und der Tinnitus dadurch unterdrückt.

Achtung Begriffsverwirrung!

Mittlerweile sind mehr als 70.000 Patienten weltweit mit der tiefen Hirnstimulation behandelt worden. In dieser Zeit ist leider versäumt worden, genaue und passende Begriffe für diese Methode zu schaffen. Auch der Titel dieses Buches ist, bei genauer Betrachtung, eigentlich falsch. Man spricht von „**Stimulation**" und meint eigentlich etwas ganz anderes. Es trifft zu, dass die ersten Systeme, die in den 1970er

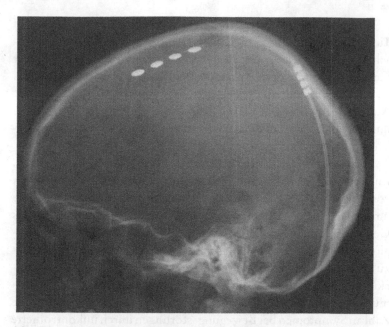

Abb. 14. Neben der tiefen gibt es auch die oberflächliche Hirnstimulation. Hierbei wird die Elektrode nicht in das Hirn eingeführt, sondern auf die Hirnrinde (Kortex) unter die Hirnhaut gelegt. Diese Technik kommt zum Beispiel bei der Motorkortex-Stimulation in der Schmerztherapie zum Einsatz. Man erkennt im Röntgenbild die vier Kontakte als rundliche Scheiben.

Jahren in das Gehirn implantiert wurden, Rückenmarksstimulationssysteme waren, deren Elektroden statt auf das Rückenmark in das Gehirn implantiert wurden. Die Zufuhr von Strom erzeugt ein wohliges elektrisierendes, kribbelndes, manchmal wärmendes Gefühl. Niederfrequente (30 Hz) Impulse regen die Bahnen an und unterdrücken damit die Schmerzen. Das ist Sinn und Zweck dieser Therapie.

Als dann in den 1980er Jahren die tiefe Hirnstimulation erstmalig bei Tremor eingesetzt wurde, hätte auffallen müssen, dass diese Therapie, die nur dann wirkt, wenn die Impulse eine viel höhere Frequenz (>130 Hz) haben, eigentlich gar **nicht mehr stimuliert, sondern blockiert**. Ab 100 Hz lässt sich keine Nervenzelle mehr stimulieren. Bei dieser Frequenz stellt sie ihre Funktion ein. Insofern ist der Begriff Stimulation falsch, denn es handelt sich eigentlich um eine Blockade.

Wenn es eine Steigerung für falsch gibt, dann ist das der Begriff **Tiefenhirnstimulation**. Eigentlich nur ein Lapsus, der einem unachtsamen Übersetzer beim Begriff „Deep Brain Stimulation" für die Herstellerfirma auf der Verpackung der Elektroden passiert ist. Da es kein Tiefenhirn gibt, ist der Begriff falsch, ganz falsch und ... gängig. Auf den Verpackungen wurde es längst korrigiert, auf Kongressen und in den Medien taucht der Begriff mit hartnäckiger Regelmäßigkeit immer wieder auf.

Ebenso der Begriff **Hirnschrittmacher**. Auch dieser ist falsch. Im Gegensatz zum Herzen lässt sich das Gehirn nicht den Schritt vorgeben. Das Herz benötigt circa einen Stromschlag pro Sekunde um seiner Pflicht nachzukommen und zwar rund um die Uhr. Das Gehirn kann man allenfalls modulieren. Man kann überaktive Regionen drosseln, um zum Beispiel ein Zittern oder eine Steifigkeit zu unterdrücken, indem man ein überaktives bremsendes Areal blockiert und damit die „Bremse" lockert. Mehr kann die tiefe Hirnstimulation definitiv nicht! Wenn man aber bedenkt, dass eine große Zahl an Symptomen bei Bewegungsstörungen durch unkontrollierte Überaktivität eines Hirnareals entsteht, dann ist das schon ganz viel! Es ist ganz wichtig, sich das immer vor Augen zu halten und damit nicht die Erwartungen an die tiefe Hirnstimulation zu überdehnen!

> **!** Der wissenschaftlichen Korrektheit und Vollständigkeit wegen soll an dieser Stelle aber auch erwähnt werden, dass die genauen Wirkmechanismen der tiefen Hirnstimulation nach wie vor diskutiert werden. Die Auffassung, es handele sich dabei um eine reine Blockade, ist möglicherweise zu kurz gegriffen. Auch direkte Stimulationseffekte sind denkbar, wahrscheinlich handelt es sich um eine Kombination. Eine reine Stimulation ist es aber auf keinen Fall.

Tiefe Hirnstimulation heute

Die tiefe Hirnstimulation wird heute bei unterschiedlichen Krankheitsbildern eingesetzt. Derzeit findet sich die häufigste Anwendung jedoch bei den Bewegungsstörungen und die größte Erfahrung mit der tiefen Hirnstimulation gibt es bei der Parkinson-Krankheit. Dieses Buch richtet sich daher in erster Linie an Betroffene mit Morbus Parkinson. Aber auch Dystonie und essenzieller Tremor sind weitere Bewegungsstörungen, die mittels Hirnstimulation erfolgreich behandelt werden können.

Neben den Bewegungsstörungen sind in den letzten Jahren weitere Erkrankungen hinzu gekommen, die gut auf die tiefe Hirnstimulation ansprechen. So können beim Tourette-Syndrom (Tic-Störung) und beim Clusterkopfschmerz (quälende Kopfschmerzattacken) gute Erfolge erzielt werden.

Vielversprechende Ergebnisse werden aber auch bei psychiatrischen Erkrankungen berichtet, z. B. bei schweren Depressionen. Derzeit wird auch der Einfluss der tiefen Hirnstimulation bei therapieresistenten Zwangserkrankungen und Depressionen erforscht. Auf die jeweiligen Indikationen wird am Ende des Buches genauer eingegangen.

> **!** Die Zahl der Krankheiten, die von der tiefen Hirnstimulation profitieren kön-
> **●** nen, wächst kontinuierlich. Die Erfolge sind zwar zum Teil spektakulär, für alle
> gilt aber ausnahmslos: Die tiefe Hirnstimulation kommt nur dann zur Anwen-
> dung, wenn konservative und/oder medikamentöse Maßnahmen nicht den ge-
> wünschten Erfolg bringen oder Nebenwirkungen auftreten, die eine zufrieden
> stellende Behandlung verhindern.

Operative Verfahren in der Neurochirurgie zur Behandlung der Parkinson-Krankheit sind nicht neu. Seit Mitte des vergangenen Jahrhunderts gibt es die Möglichkeit, bei Parkinson neurochirurgisch aktiv zu werden. Die Einführung der stereotaktischen Technik, die ein sehr genaues Operieren in den tiefen Strukturen des Gehirnes erlaubt, trug erheblich zu der Beliebtheit dieser Methode bei. Erst mit dem Aufkommen der modernen Parkinson-Medikamente nahm die Bedeutung der chirurgischen Behandlung allmählich ab.

Die Tatsache, dass bei den klassischen neurochirurgischen Verfahren das Gewebe dauerhaft und unwiderruflich zerstört wird, wurde oft als Nachteil der chirurgischen Behandlung gesehen. Die Einführung der tiefen Hirnstimulation Ende der 1980er Jahre hat diese Beschränkungen aufgehoben. Dies beeinflusste maßgeblich den Erfolg der Methode, der bis heute anhält.

Der Weg zur Operation

D ie tiefe Hirnstimulation ist ein chirurgisches Verfahren und wird daher von Neurochirurgen durchgeführt, der Weg zur Operation führt aber zwingend über einen Neurologen. Es gibt heute eine Vielzahl an sehr wirksamen Medikamenten zur Behandlung der Parkinson-Krankheit. Die verschiedenen Substanzklassen der Parkinson-Medikamente werden einzeln und/oder kombiniert eingesetzt, bevor der Schritt zur Operation erfolgt. Auch ist wichtig, dass die Medikamente nicht nur ausprobiert werden, sondern dass sie in ausreichender Dosierung und über eine ausreichende Dauer eingesetzt werden.

> ! Die Wirkung der Medikamente sollte anhand von speziellen Skalen genau dokumentiert werden. Auch ein Bewegungskalender ist eine große Hilfe. Dieser dient der Dokumentation der Beweglichkeit des Patienten über einen Zeitraum von mehreren Wochen.

Des Weiteren muss sichergestellt werden, dass eine eindeutige Parkinson-Krankheit, ein idiopathischer Morbus Parkinson, vorliegt. Es gibt eine Vielzahl an neurologischen Erkrankungen, die der Parkinson-Krankheit ähneln. Sie sprechen oft auch auf die Parkinson-Medikamente an und werden unter dem Begriff sekundäres oder atypisches Parkinson-Syndrom zusammengefasst. Da bei diesen Syndromen andere, oft unbekannte Regelkreise betroffen sind, ist die tiefe Hirnstimulation jedoch in diesen Fällen meist wirkungslos, die Operation wäre umsonst. Um derartige Misserfolge zu vermeiden, ist eine genaue und kompetente neurologische Voruntersuchung nicht nur empfehlenswert, sondern verpflichtend notwendig.

Voruntersuchungen

Viele Institutionen vertreten die Ansicht, dass vor der Operation ein **L-Dopa-Test** oder ein **Apomorphin-Test** durchgeführt werden soll. Ein idiopathischer Morbus Parkinson spricht gut auf diese Tests an. Diese simulieren den Erfolg der tiefen Hirnstimulation und sind sozusagen die Messlatte für die Chirurgen. Die Verbesserung der Symptome sollte später unter der Stimulation dauernd so gut sein, wie kurzfristig unter dem Einfluss von L-Dopa oder Apomorphin.

Unabhängig von der neurologischen Austestung ist vor der geplanten Operation eine **internistische Begutachtung** sinnvoll. Dabei wird entschieden, ob internistische Gründe gegen die Operation sprechen oder diese unter Umständen erschweren. Liegt eine weitere Krankheit, zum Beispiel Bluthochdruck oder Diabetes vor, so muss dies in der Operationsvorbereitung berücksichtigt werden. Nicht selten kommt es vor, dass Patienten vergessen, über **andere schwere Erkrankungen** zu berichten, die auf den ersten Blick nichts mit der tiefen Hirnstimulation zu tun haben. Hierzu gehören in erster Linie Störungen der Blutgerinnung oder Immunschwächen, aber auch Probleme bei vorausgegangenen Narkosen sind erwähnenswert. Gerade bei Patienten in fortgeschrittenem Alter spielt die internistische Freigabe eine große Rolle und erhöht die Sicherheit des Eingriffs.

Eine ausführliche **neuropsychologische Untersuchung** soll ebenfalls vor der Operation stattfinden, da eine gewisse psychische Stabilität Voraussetzung für die Operation ist.

Typischerweise werden im Rahmen der Voruntersuchungen auch **kernspin- und/oder computertomographische Untersuchungen** durchgeführt, um Auskunft über den Zustand des Gehirns zu erhalten. Die Informationen aus der Bildgebung dienen aber auch direkt der Operationsplanung. Die genauen Abläufe variieren je nach Ausstattung des Krankenhauses.

> **!** Es hat sich bewährt, die Voruntersuchungen während eines stationären Aufenthaltes durchzuführen. Oft werden dabei die üblichen Parkinson-Medikamente zunächst abgesetzt, um das gesamte Ausmaß der Erkrankung feststellen zu können. Im schlechtesten off-Zustand werden anschließend L-Dopa oder Apomorphin verabreicht, so dass ein eindeutiger Vorher-Nachher-Vergleich vorliegt. Zu Dokumentationszwecken werden die Patienten sowohl im On-, als auch im Off-Zustand auf Video dokumentiert und die Ausprägung der Symptome auf einer speziellen Symptomskala aufgezeichnet.

Wann ist der optimale Zeitpunkt für den Eingriff?

Für viele Patienten stellt sich die Frage nach dem besten Zeitpunkt für die Operation zur tiefen Hirnstimulation. Ist es besser, so lange wie möglich die Wirkung der Medikamente zu nutzen, oder ist es sinnvoll sich operieren zu lassen, bevor allzu große Wirkungsschwankungen auftreten?

Das subjektive Befinden des Patienten nimmt einen wichtigen Stellenwert im Entscheidungsprozess für oder gegen die tiefe Hirnstimulation ein. Bei einer guten Symptomkontrolle durch Medikamente besteht von Seiten der Betroffenen wahrscheinlich kaum der Wunsch nach einem neurochirurgischen Eingriff und auch die behandelnden Ärzte werden diese Möglichkeit wahrscheinlich nicht in Betracht ziehen. Mit zunehmender Beeinträchtigung stellt sich aber die Frage nach alternativen Behandlungsmöglichkeiten, insbesondere, wann der beste Zeitpunkt dafür ist.

Wurden früher meist nur Patienten mit einem L-Dopa-Spätsyndrom mittels tiefer Hirnstimulation behandelt, tendiert man heute dazu, bereits dann zu operieren, wenn die medikamentöse Behandlung noch nicht vollständig ausgeschöpft ist. Vor allem jüngere Patienten, die noch mitten im Berufsleben stehen, profitieren von einer frühzeitigen Operation. Denn viele Betroffene sind durch die zunehmende Behinderung aufgrund ihrer Symptome in ihrem Beruf nicht mehr voll belastbar. Sie verlieren nach und nach ihre beruflichen Kompetenzen; es besteht die Gefahr des Arbeits- und psychosozialen Abstiegs. Selbst wenn Patienten nach der Operation wieder voll einsatzfähig wären, erlangen sie ihre beruflichen Kompetenzen meist nicht vollständig wieder.

Nicht nur die beruflichen Umstände gehören berücksichtigt, auch familiäre Aspekte müssen unbedingt in diesen Entscheidungsprozess eingebunden werden. Ein intaktes soziales und familiäres Umfeld hat in unserer Erfahrung einen wichtigen Stellenwert in der Nachsorge.

Zu erwartender Erfolg

Die tiefe Hirnstimulation kann zwar die Grunderkrankung nicht heilen und auch das Fortschreiten nicht aufhalten, aber Zittern, Muskelsteifigkeit und Bewegungsverlangsamung können bei der Parkinson-Erkrankung erfolgreich behandelt werden.

Generell gilt, dass mittels tiefer Hirnstimulation aber nur der **beste** medikamentöse On-Zustand erreicht werden kann. Beschwerden, die sich unter Medikamenteneinfluss nicht bessern, lassen sich meist auch nicht von der tiefen Hirnstimulation beeinflussen. Das gilt insbesondere für Gleichgewichts-, Sprach- und Schluckstörungen.

Der entscheidende Vorteil der tiefen Hirnstimulation ist der Wegfall der Wirkungsschwankungen. Nach der Operation kann die Medikation erheblich reduziert werden, wodurch sich auch die beeinträchtigenden Überbewegungen verringern.

> **!** Typischerweise können die Medikamente nach der Operation halbiert werden.
> **•** Jeder Patient reagiert unterschiedlich empfindlich auf die Medikamente. Dies muss unbedingt berücksichtigt werden. Eine individuelle Anpassung ist daher jeweils erforderlich.

Die motorischen Verbesserungen sowie die Reduktion der Wirkungsschwankungen wirken sich meist sehr positiv auf die Lebensqualität der Patienten aus. Viele Betroffene sind nach der Operation wieder in der Lage, ein autonomes Leben zu führen und ihren Alltag selbst zu gestalten.

> **!** Folgendes können geeignete Parkinson-Patienten von der tiefen Hirnstimulation
> **●** erwarten:
>
> - deutliche Verbesserung des Zitterns, der Steifigkeit und der Bewegungsver-
>   langsamung
> - eine erhebliche Medikamentenreduktion
> - dadurch verminderte Überbewegungen und Wirkungsschwankungen
> - eine höhere Lebensqualität

Welche Patienten profitieren von der tiefen Hirnstimulation?

Es gibt mittlerweile eine Reihe von Empfehlungen internationaler Expertengremien darüber, welche Patienten von einer Operation profitieren können und bei welchen diese möglicherweise weniger sinnvoll ist. In der Regel kommt die Operation in Frage, wenn die konservativen, also nicht-chirurgischen Maßnahmen, nicht mehr ausreichen und/oder Nebenwirkungen auftreten, die eine ausreichende medikamentöse Behandlung verhindern.

Bei Parkinson sind das:

- eindeutige Diagnose eines Morbus Parkinson (vor allem Ansprechen auf L-Dopa oder Apomorphin)
- mehrjährige Krankheitsdauer (ungefähr fünf Jahre)
- guter kognitiver Zustand
- Überbewegungen oder unkontrollierte Bewegungen, die einige Zeit nach der Medikamenteneinnahme auftreten (Dyskinesien, dystone Bewegungen); Wirkungsschwankungen (Fluktuationen): abwechselnd (zu) gute und schlechte Beweglichkeit
- Wirkungsverminderung (Wearing-off-Phänomen): verkürzte Wirkdauer einer Medikamentendosis
- starker behindernder Tremor

> **!** Für die tiefe Hirnstimulation bei Morbus Parkinson existieren standardisierte
> **●** Richtlinien. Bei anderen Bewegungsstörungen wie essenzieller Tremor oder Dystonie orientieren sich die Einschlusskriterien hingegen am Ausmaß der Behinderung.

Welche Patienten profitieren nicht von der tiefen Hirnstimulation?

Bei Parkinson-Patienten, bei denen zusätzlich eine Demenz besteht, ist die Durchführung der tiefen Hirnstimulation nicht so ohne weiteres möglich. Aus einigen Studien ist bekannt, dass sich deren kognitiver Zustand nach der Operation, trotz verbesserter Beweglichkeit, weiter verschlechtert. In Zweifelsfällen wird man auch das Umfeld des Patienten in die Entscheidung einbinden.

Daneben können auch organische Veränderungen am Gehirn den Eingriff erschweren oder gar unmöglich machen. Es sind dies Zysten oder erweiterte Hirnkammern oder ein organischer Hirnabbau. Letzteres wird auch als Hirnatrophie bezeichnet und betrifft vor allem ältere Menschen. Vergleichbar ist dieser Prozess auch mit der Hautalterung, die trotz erhaltener Funktion eine Änderung in ihrer Elastizität erfährt. Dies kann einen operativen Eingriff am Gehirn negativ beeinflussen.

Auch abgelaufene kleinere Infarkte, wie sie vor allem bei Bluthochdruckpatienten immer wieder vorkommen, können Spuren am Gehirn hinterlassen und den Eingriff erschweren.

Die Kernspintomographie, die immer vor der Operation erfolgen soll, gibt gute Auskunft über den organischen Zustand des Gehirns.

Psychiatrische Erkrankungen werden ebenfalls als Ausschlussgründe erachtet. Dazu gehören schwere affektive Störungen (schwere Depression und/oder Manie), psychotische Störungen (Schizophrenie), Persönlichkeits- und Angststörungen sowie Suchtprobleme. Psychisch auffällige Patienten haben oft Probleme, medizinische Ratschläge sowie Kontrolltermine einzuhalten. Vor allem in den ersten Monaten nach der Operation erfolgt eine laufende Anpassung der Stimulation und Medikation. In dieser Zeit ist die aktive und zuverlässige Mitarbeit des Patienten unbedingt erforderlich.

Wird der Eingriff, wie häufig üblich, als Wachoperation durchgeführt, also in lokaler Betäubung, so ist auch eine gute Kooperationsfähigkeit des Patienten eine wichtige Voraussetzung. Ist diese Kooperation nicht gegeben, so ist die Operation in Allgemeinnarkose zu erwägen.

Bei schweren internistischen Erkrankungen, wie Herzkrankheiten, Kreislaufproblemen oder Diabetes mellitus, muss die Entscheidung, ob eine Operation möglich ist, individuell zusammen mit den behandelnden Ärzten, unter Abwägung sämtlicher Risiken getroffen werden.

> **!** Es gibt folgende Ausschlussgründe für die tiefe Hirnstimulation:
>
> - schwere kognitive Beeinträchtigung oder Demenz sowie schwere psychiatrische Störungen
> - schwere internistische oder andere hirnorganische Erkrankungen
> - nicht zu unterbrechende Behandlung mit blutverdünnenden Mitteln
> - biologisches Alterslimit bei ungefähr 75 Jahren

Tiefe Hirnstimulation bei älteren Patienten

Natürlich vertragen jüngere (unter Siebzigjährige) Patienten eine Operation am Gehirn, wie sie die tiefe Hirnstimulation darstellt, besser als ältere. Bei jüngeren Menschen ist das Gehirn elastischer, der Raum zwischen Hirnoberfläche und Hirnhaut praktisch nicht vorhanden. Leichte Verschiebungen, die bei der Operation auftreten können und die zu einer Ungenauigkeit führen, sind bei jungen Patienten nahezu ausgeschlossen. Junge Patienten erholen sich auch ungleich schneller von den Strapazen der Operation. Im Komplikationsfall, z. B. bei Blutungen, haben sie mehr Reserven.

Es gibt aber keine Hinweise dafür, dass zum Beispiel die tiefe Hirnstimulation bei älteren schlechter funktioniert als bei jüngeren. Einige Institutionen haben das Alterslimit auf 75 oder gar nur 70 Jahre festgesetzt. Derartige fixe Altersgrenzen sind problematisch, da sie nicht das wahre biologische Alter der zu operierenden Person berücksichtigen. Es muss der medizinische Allgemeinzustand beachtet werden, dazu gehören einerseits chronische Leiden wie Bluthochdruck oder Diabetes, aber auch der Grad der Behinderung durch die Bewegungsstörung. Patienten mit sehr starkem, behinderndem Tremor wird man vermutlich bis in hohe Alter hinein operieren, natürlich immer unter Berücksichtigung etwaiger Begleiterkrankungen.

Der Eingriff unter Vollnarkose hat die Operation für ältere Patienten vereinfacht, da dadurch die psychische und körperliche Belastung erheblich reduziert werden konnte. Voraussetzung ist natürlich ein erfahrenes Narkoseteam.

Psychologische Unterstützung während der Operation

In vielen Krankenhäusern wird die Operation in lokaler Betäubung durchgeführt. Dies stellt eine große Herausforderung an die Patienten, aber auch an die Operationsmannschaft dar. Für den Patienten bedeutet eine Wachoperation immer eine besondere Stresssituation. Typischerweise dauert dieser Eingriff mehrere Stunden. Meist bleibt der Patient während dieser Zeit ohne oder mit verringerten Medikamenten, was eine zusätzliche Belastung bedeutet.

Unsere Erfahrung lehrt, dass es fast unmöglich ist vorherzusehen, wie ein bestimmter Patient in so einer Extremsituation reagiert. So gibt es Patienten, die vor der Operation sehr ängstlich und aufgeregt sind, dann aber bei der Operation gut kooperieren und den Eingriff „tapfer" bis zum Schluss durchstehen. Andere hingegen wirken vor der Operation gelassen, sind dann aber bei der Operation, aus verständlichen Gründen, nicht ausreichend kooperativ.

Eine gute psychologische Vorbereitung auf die Operation ist daher unerlässlich. Der Patient muss wissen, was ihn erwartet. Der Informationsstand muss dabei an die individuellen Bedürfnisse des Patienten angepasst werden. Viele Patienten wünschen sich eine detailreiche Information über den Operationsablauf, während andere von zu vielen Details lieber unbehelligt bleiben wollen.

Psychologische Betreuung, Entspannungsverfahren sowie bestimmte Atemtechniken während des Eingriffs stellen für alle Patienten eine wichtige Hilfe dar.

All diese Aspekte entfallen natürlich, wenn der Eingriff in Allgemeinnarkose erfolgt. Dieser Umstand trägt zu einer zunehmenden Beliebtheit dieser Implantationstechnik bei.

Bedeutung des sozialen Umfeldes

Das persönliche Umfeld der Patienten sollte immer mit berücksichtigt werden, denn mit der Operation allein ist es meist nicht getan. Oft sind im Anschluss an die Operation zahlreiche Arztbesuche notwendig, um eine optimale Anpassung der Stimulationsparameter und der Medikamente vorzunehmen. Angehörige können dabei sowohl dem Patienten als auch dem Arzt durch genaue Schilderung ihrer Beobachtungen des Patienten helfen (in der Fachsprache

„Fremdanamnese"). Dies ist bei alleinstehenden Personen mit wenig Unterstützung von außen problematisch. Patienten neigen in der Zeit unmittelbar nach der Operation oft dazu, sich körperlich zu überschätzen oder riskante Entscheidungen zu treffen. Beides kann ungünstige Folgen haben. Die Einbettung in ein intaktes familiäres und soziales Netzwerk kann dem entgegenwirken.

Wie oft wird der Eingriff durchgeführt?

Die tiefe Hirnstimulation wird nunmehr seit 20 Jahren durchgeführt. Weltweit wurden inzwischen mehr als 70.000 Patienten operiert.

Die Angaben, wie viele Patienten für die Operation in Frage kommen, sind zum Teil widersprüchlich. Es gibt Studien, die davon ausgehen, dass etwa 10 % aller Morbus Parkinson-Patienten irgendwann im Verlaufe ihrer Krankheit für diese Behandlung in Frage kommen. Diese Zahl wird aber bei weitem nicht erreicht. Viele Faktoren spielen dabei eine Rolle. Einerseits die Verfügbarkeit der Therapie und der Nachsorge, andererseits der Bekanntheitsgrad der Behandlung sowie Aspekte der Finanzierbarkeit.

Die tiefe Hirnstimulation hat in den vergangenen Jahren in mehreren Bereichen erhebliche Fortschritte erzielt. Nicht nur die Geräte sind besser geworden, sondern auch die Methoden der Implantation. Damit ist es gleichzeitig zu einer Vereinfachung gekommen, die sicherlich in den kommenden Jahren zu einer weiteren Verbreitung der Therapie führen wird. In Zentren, in denen der Eingriff unter Allgemeinnarkose durchgeführt wird, hat die tiefe Hirnstimulation massiv an Schrecken für die Patienten verloren.

Die Operation ist für viele Patienten ein ganz entscheidender Moment. Verständlicherweise haben viele Patienten Angst vor einem solchen Schritt. Der Patient und seine Familie sollten allmählich an diese Option herangeführt werden. Es sind immer ausführliche Untersuchungen vor der Operation notwendig. Diese sind nicht nur medizinischer, sondern auch psychologischer Natur. Der Patient sollte realistische Vorstellungen über den zu erwartenden Erfolg haben, das verhindert Enttäuschungen. Mit dem Patienten und seiner Familie soll ein klarer Plan erstellt werden. Es ist auch wichtig, dass an die Zeit danach, also nach der Operation, gedacht wird. Die Nachsorge ist ein wesentlicher Punkt und gehört in kompetente Hände.

Viele Aspekte müssen bei der Entscheidung zur Operation berücksichtigt werden. Das betrifft nicht nur das soziale Umfeld, sondern auch den Beruf, das Alter und die Persönlichkeit des Patienten. Nur so kann für den Patienten eine individuelle, maßgeschneiderte Therapie erfolgen.

Zielpunkte der tiefen Hirnstimulation

- *Nucleus ventralis intermedius thalami (Vim)*
- *Nucleus subthalamicus (Stn)*
- *Globus pallidus internus (Gpi)*
- *Zona incerta (Zi)*
- *Nucleus pedunculopontinus (Ppn)*
- *Capsula interna (innere Kapsel)*
- *Nucleus accumbens*
- *Hypothalamus*
- *Area 25 nach Brodmann*

Abhängig vom jeweiligen Symptom und der Krankheit werden unterschiedliche Zielpunkte im Gehirn anvisiert. Beinahe alle liegen im Bereich der grauen Substanz des Hirnstamms.

Nucleus ventralis intermedius thalami (Vim)

Der Vim-Kern gehört zum Thalamus und ist der klassische Zielpunkt zur Behandlung des Tremors. Die ersten Operationen mit tiefer Hirnstimulation erfolgten in diesem Kern. Die Stimulation des Vim hat eine besonders gute Wirkung auf den Tremor, aber nicht auf andere Symptome. Dieser Zielpunkt kommt daher nur beim tremordominantem Morbus Parkinson oder essenziellem Tremor zum Einsatz.

Nucleus subthalamicus (Stn)

Der subthalamische Kern (Nucleus subthalamicus) liegt unmittelbar unter dem Thalamus und direkt auf der Substantia nigra, also jener Hirnstruktur, die bei der Parkinson-Krankheit zugrunde geht. Die Stimulation dieses Kerns kann die motorischen Hauptsymptome der Parkinson-Krankheit, den Tremor, den Rigor und die Akinese erfolgreich behandeln. Diese Tatsache machte ihn zum beliebtesten Zielpunkt für die tiefe Hirnstimulation bei Morbus Parkinson. Die subthalamische Stimulation hat jedoch weniger Einfluss auf Gang-, Sprach- und Schluckstörungen.

Globus pallidus internus (Gpi)

Auch dieser Kern sitzt an einer wichtigen Schaltstelle im Gehirn, dem Pallidum. Die Stimulation dieses Kernes hat eine ausgezeichnete Wirkung auf Überbewegungen (Dyskinesien). Entsprechend können Parkinson-Patienten, die unter starken Dyskinesien leiden, von der Stimulation dieses Kernes profitieren. Eine kürzlich veröffentlichte US-amerikanische Studie ergab sogar, dass die Stimulation des Globus pallidus internus der des Nucleus subthalamicus ebenbürtig ist.

Der Gpi ist auch Zielpunkt der Wahl bei Dystonie-Patienten. Auch die tiefe Hirnstimulation beim Tourette-Syndrom findet hier statt.

Zona incerta (Zi)

Die Zona incerta (Zi) heißt auf Latein die „ungewisse Region". Sie liegt wie eine Schale um den Nucleus subthalamicus herum. Man konnte ihr keine richtige Funktion zuordnen und hat sie daher so genannt. Heute weiß man, dass man hier durch Stimulation Steifigkeit lösen und Zittern unterdrücken kann. Die Zi besteht aus weißer Substanz, also eine Leitungsbahn, die Verbindungen zur Hirnrinde hat.

Nucleus pedunculopontinus (Ppn)

Der Ppn ist der jüngste Zielpunkt für die tiefe Hirnstimulation bei Morbus Parkinson. Im Jahr 2000 wurde er erstmalig als potenzieller Stimulationsort beschrieben. Die ersten klinischen Daten erschienen im Jahr 2005. Man geht davon aus, dass die tiefe Hirnstimulation des Ppn zu einer Verbesserung der Gangproblematik, insbesondere bei Starthemmung, führt. Auch das „Einfrieren" während des Gehens (englisch: freezing) kann dadurch verbessert werden. Diese Eigenschaft würde gut die Schwachstelle der subthalamischen Stimulation kompensieren, die ja nur wenig bei diesen Symptomen ausrichten kann. Es gibt allerdings noch keine schlüssigen klinischen Daten über die Ergebnisse der tiefen Hirnstimulation des Ppn-Kerns, entsprechend zahlreich sind die laufenden wissenschaftlichen Aktivitäten. Der Kern liegt tiefer als der Nucleus subthalamicus und in einer sehr sensiblen Region des Gehirns. Vermutlich wird es verfeinerter Implantate bedürfen um hier sicher und zuverlässig zu stimulieren.

> **!** Der Ppn ist übrigens der einzige Kern, bei dem der Begriff „Stimulation" voll zutrifft. Hier wird nicht blockiert, sondern die verbleibenden Zellen des Kernes, der im Rahmen der Neurodegeneration zugrunde geht, werden durch niederfrequente Stromimpulse angeregt (30 Hz). Alle anderen Stimulationsarten verwenden hingegen hochfrequenten Strom.

Capsula interna (innere Kapsel)

Die innere Kapsel (capsula interna) ist ebenfalls ein Zielpunkt für die tiefe Hirnstimulation. Sie wird zur Behandlung von therapieresistenten Zwangsstörungen und dem Tourette-Syndrom eingesetzt.

Genau genommen handelt es sich bei der inneren Kapsel nicht um einen Kern, sondern um eine Bahn (Faserareal, weiße Substanz). Der Nachteil der Stimulation im Faserareal ist, dass eine relativ hohe Stromstärke benötigt wird, um einen wirksamen Effekt zu erzielen.

Nucleus accumbens

Dieser Kern kommt bei der Behandlung von Zwangsstörungen, Depressionen, Angststörungen und dem Tourette-Syndrom zur Anwendung. Der Nucleus accumbens ist an der Verarbeitung von Emotionen beteiligt und wird dem Belohnungssytem des Gehirns zugeordnet. Die Stimulation dieses Kerns wirkt bei vielen Patienten angstlösend.

Hypothalamus

Der hintere (posteriore) Hypothalamus ist an der Entstehung des Clusterkopfschmerzes beteiligt. Unter Clusterkopfschmerz versteht man plötzliche und wiederkehrende Kopfschmerzattacken, die bei den meisten Patienten immer auf der gleichen Seite auftreten. Der Clusterkopfschmerz gehört zu den schlimmsten in der Medizin bekannten Schmerzformen.

Eine Überaktivität des posterioren Hypothalamus steht in direkten Zusammenhang mit dem Clusterkopfschmerz. Durch hochfrequente elektrische Stimulation des Hypothalamus kann diese Überaktivität gedrosselt werden, wodurch sich auch die Häufigkeit der Kopfschmerzattacken erheblich reduziert.

Area 25 nach Brodmann

Die Region um die Area 25 (Einteilung nach Brodmann) wird auch als subgenuale oder subcallosale Region bezeichnet. Ihr kommt eine besondere Bedeutung in der Behandlung therapieresistenter Depressionen zu.

Die Area 25 ist verglichen mit anderen Zielregionen der tiefen Hirnstimulation eine eher unspezifische Hirnregion. Derzeit laufen Studien um eine bessere Eingrenzung dieses Hirngebietes zu ermöglichen.

Ähnlich wie bei der Parkinson-Erkrankung besteht bei der Depression ein Ungleichgewicht in einem sehr komplexen Funktionsnetzwerk, in dem unter anderem die Area 25 überaktiv ist. Die tiefe Hirnstimulation kann diese Überaktivität drosseln und so das Gleichgewicht im gesamten Netzwerk wieder herstellen. Depressive Patienten, die in der Vorgeschichte nicht ausreichend auf Medikamente, Psychotherapie und/oder Elektrokrampftherapie angesprochen haben, können mit der tiefen Hirnstimulation wieder in den Normalzustand geführt werden.

Es gibt eine Vielzahl an Zielpunkten, an denen die tiefe Hirnstimulation durchgeführt werden kann. Kein Kern im Gehirn ist eine Insel. Alle sind sie verbunden und arbeiten im Netzwerk. Dieses Netzwerk kann man an unterschiedlichen Stellen erreichen. So erklärt sich, dass unterschiedliche Krankheiten, aber auch unterschiedliche Symptome am gleichen Zielort beeinflusst werden können. Im Wesentlichen versucht die tiefe Hirnstimulation nur das Gleichgewicht zwischen der Aktivität der einzelnen Kerne wiederherzustellen.

Die Operation

D ie Operation stellt naturgemäß das zentrale Thema in der Behandlung mit der tiefen Hirnstimulation dar. Viele Patienten empfinden den Eingriff als belastend, vor allem wenn er als Wachoperation, das heißt in lokaler Betäubung, durchgeführt wird. In den letzten Jahren hat die Operation allerdings erheblich an Schrecken verloren, da sie aufgrund der verbesserten Planungstechnik bereits in einigen Zentren unter Vollnarkose durchgeführt werden kann.

Wach oder Narkose?

Lange Zeit stand außer Frage, dass die Elektrodenimplantation des Nucleus subthalamicus am wachen Parkinson-Patienten erfolgen muss. Für viele Neurochirurgen war dieser Eingriff sogar der Inbegriff einer Wachoperation. Die Kooperation des Patienten war für den Operationserfolg entscheidend. Am wachen Patienten konnte sowohl der Effekt der Stimulation überprüft, als auch Nebenwirkungen ausgeschlossen werden. Durch Verbesserung der bildgebenden Verfahren, allen voran der Kernspintomographie und Bildfusion und durch Techniken wie der Mikroelektrodenableitung ist es heute möglich, den Eingriff ohne Zutun des Patienten durchzuführen. Außerdem ist, dank tausender Patienten, die sich in der Vergangenheit ohne Narkose haben operieren lassen, heute sehr viel mehr über die genaue Lage der Zielpunkte bekannt.

Besonderheiten des Organs Gehirn

Jedes Organ ist für den Körper wichtig, die meisten sind sogar lebensnotwendig. Im Gegensatz zu anderen Organen nimmt das Gehirn aber in vielerlei Hinsicht eine Sonderstellung ein. Die hohe Spezialisierung des Gehirns macht dieses besonders anfällig für äußere Einflüsse und Störungen. Bereits eine kurze Unterbrechung der Blut- und damit der Sauerstoffzufuhr resultiert in Bewusstseinstrübung oder Bewusstlosigkeit. Gleiches gilt für mechanische Einwirkungen (Schlag oder Trauma), wie sie zum Beispiel bei einem Unfall passieren können. Der Körper hat dieses wichtige Organ in eine besonders starre Kapsel, den knöchernen Schädel, eingeschlossen. Dieser liefert nicht nur einen stabilen mechanischen Schutz, sondern bietet auch eine Abschirmung gegen äußere Einflüsse wie Luftdruck und Temperaturschwankungen. Das Gehirn gehört somit zu den am besten geschützten Organen des menschlichen Körpers. Das ist eine wichtige Voraussetzung für das optimale Funktionieren des Gehirns. Der Schädel ist sozusagen der Panzer des Gehirns. Diese Eigenschaft mag zwar durchaus sinnvoll sein, ist aber ausgesprochen unpraktisch, wenn eine Hirnoperation erforderlich ist. Das Gehirn ist für den Chirurgen nicht ohne weiteres zu erreichen. Bevor am Gehirn operiert werden kann, muss erst der Schädel eröffnet werden. Operationen am Gehirn sind daher mit großem Aufwand verbunden und problematischer als Operationen an vielen anderen Organen. In der Regel ist das nur in künstlichem Tiefschlaf möglich, also in einem Zustand wo die Hirnfunktionen weitgehend still stehen. Die stereotaktische Technik bietet die Möglichkeit diese Problematik zu umgehen. Typischerweise erfolgen stereotaktische Eingriffe über kleinste Bohrlöcher und können daher auch im Wachzustand durchgeführt werden.

> **!** Stereotaktische Verfahren können nicht nur genutzt werden, um Elektroden zu implantieren, sondern auch um Gewebeproben aus dem Gehirn zu entnehmen (Biopsie) oder Zysten zu punktieren.

Bildgebung zur Operationsplanung

Bei der tiefen Hirnstimulation erfolgt die Elektrodenimplantation immer stereotaktisch. Die stereotaktische Methode erlaubt eine besonders genaue und sichere Platzierung der Elektrode im Gehirn. Im Gegensatz zur klassischen Chirurgie hat das stereotaktische Verfahren die Eigenheit, dass die Operation ohne direkte Sichtkontrolle erfolgt. Es ist wie bei einem reinen Instrumentenflug, den Chirurgen stehen aber heute ausgezeichnete Navigationshilfen zur Verfügung:

Die **Kernspintomographie (Magnetresonanztomographie, MR)** ist ein röntgenfreies Verfahren, das ausgezeichnete und detailreiche Informationen über das Gehirn und besonders über dessen tiefen Strukturen liefert (Abb. 15). Das Verfahren analysiert die magnetischen Eigenschaften einer Region und rekonstruiert diese zu einem Bild. Da es dabei zu Verzerrungen kommen kann, lassen sich die geometrischen Daten (Maße) nicht ohne weiteres übernehmen. Viele Institutionen fertigen die MR-Bilder bereits im Vorfeld an und fusionieren diese dann später mit den CT-Bildern. Dieses Vorgehen ergibt geometrisch korrektere Bilder.

Die **Computertomographie (CT)** ist ein Röntgenverfahren, das Schnittbilder des Gehirns anfertigt. Es kommt zur Anwendung, um die tiefen Strukturen des Gehirns darzustellen. Der Detailreichtum der Bilder reicht bei weitem nicht an den der Kernspintomographie heran, dafür sind die Bilder geometrisch zuverlässig und leichter anzufertigen, vor allem wenn der Patient einen stereotaktischen Rahmen am Kopf befestigt hat. Dieser Rahmen dient bei der Operation als zusätzliche Orientierungshilfe.

Bildfusion (Abb. 16): darunter versteht man das Verschmelzen von mehreren Bildgebungstechniken. Bei der tiefen Hirnstimulation sind es meist die MR-Bilder, die mit den CT-Bildern fusioniert werden. Beispiel: Die MR-Untersuchung erfolgt Wochen vor dem geplanten Eingriff und liefert detailreiche Bilder des Zielpunktes. Die Untersuchung erfolgt ambulant und ohne stereotaktischen Rahmen. Am Operationstag wird eine CT-Untersuchung mit dem stereotaktischen Rahmen durchgeführt. Der Planungscomputer liefert dann ein fusioniertes Bild aus MR und CT, das sowohl den Detailreich-

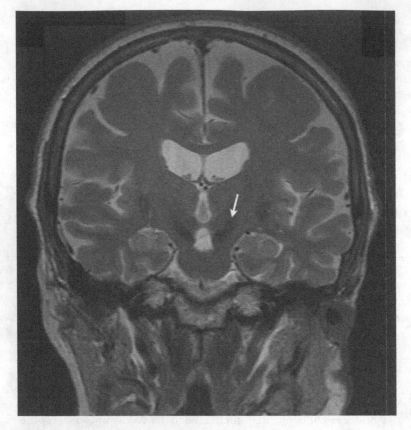

Abb. 15. Frontaler (koronarer) Schnitt des Gehirns im Kernspintomogramm: man erkennt den Nucleus subthalamicus (Pfeil) als dunkle Struktur in der Tiefe des Gehirns.

tum der MR als auch die geometrische Genauigkeit der CT Untersuchung aufweist.

In vielen Krankenhäusern gibt es die Möglichkeit, auch während der Operation Bilder anzufertigen und so kontinuierlich, ähnlich wie bei einem Radar, aktualisierte Rückmeldungen über die Lage der Elektrode zu haben. Es kann dies ein intraoperatives MR- oder CT-System oder das meist nur in Spezialinstitutionen vorhandene stereotaktische Röntgen sein. So lassen sich Korrekturen jederzeit durchführen.

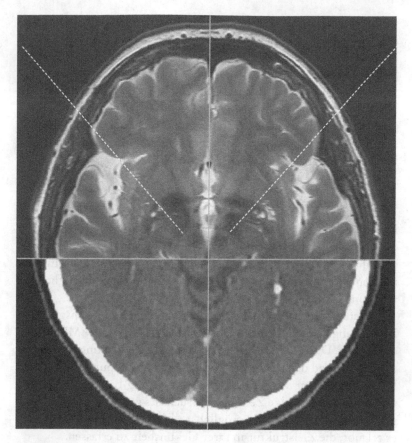

Abb. 16. Die Daten aus verschiedenen Untersuchungsmodalitäten (hier Kernspin- und Computertomographie) werden zusammengeführt und es entstehen Bilder, die sowohl eine hohe geometrische Genauigkeit (CT) (unten) als auch einen hohen Detailreichtum (MR) (oben) aufweisen. Die gestrichelten Linien entsprechen dem Stichkanal.

Operationsablauf

Der genaue Operationsablauf ist von Krankenhaus zu Krankenhaus verschieden, so dass hier nur ein grober Ablauf geschildert werden kann. Der erste Schritt der operativen Behandlung besteht in der Implantation der Elektroden. Dieser Eingriff dauert in der Regel mehrere Stunden und beginnt typischerweise am Morgen. Die Patienten sind nüchtern und in vielen Krankenhäusern werden auch die Parkinson-Medikamente vorher abgesetzt. Dabei ist zu bedenken, dass diese Medikamente unter Umständen eine lange Verweildauer im Körper (Halbwertszeit) haben und daher bereits frühzeitig, Tage vorher, reduziert oder abgesetzt werden müssen. Der Verzicht auf Medikamente ist dann besonders wichtig, wenn während der Operation die Überprüfung der Stimulation stattfinden soll (Wachoperation). Viele Institutionen verwenden auch kurz wirkende Medikamente, um den Patienten eine allzu lange und starke Off-Phase zu ersparen.

Elektrodenimplantation

Das stereotaktische Verfahren benötigt einen Rahmen (oder Ring), der am Schädel des Patienten festgeschraubt wird. Dieser Rahmen dient nicht nur der Fixierung des Schädels, sondern ist auch Instrumentenhalterung und Referenzsystem für die stereotaktische Berechnung.

Die stereotaktische Operationsplanung beginnt zunächst bei der Bildgebung. Je nach Krankenhaus werden CT- und/oder MR-Bilder angefertigt. Die Bilder werden in einen speziellen Planungscomputer eingespeist und dann der genaue Zugang zum Zielpunkt berechnet. Diese Berechnung hat eine zentrale Bedeutung bei der Operation und nimmt auch einige Zeit in Anspruch. Es geht darum einen Zugangswinkel zu finden, der möglichst alle Blutgefäße umschifft und es erlaubt, die Zielstruktur in ihrer Gesamtheit zu erfassen.

> **!** Oft wird gefragt, ob das Gehirn schmerzempfindlich ist. Dies ist nicht der Fall.
> **●** Ebensowenig der Knochen. Nur die Haut ist schmerzempfindlich und muss daher betäubt werden. Manche Patienten spüren auch das Durchstechen der harten Hirnhaut.

Über ein kleines Bohrloch (6–14 mm) werden dann eine oder mehrere Elektroden mit einer speziellen Mikrometerschraube vorgeschoben, entsprechend hoch ist die Positionsgenauigkeit (1 Mikrometer).

Neben den Informationen aus den bildgebenden Verfahren spielt auch ein neurophysiologisches Verfahren eine entscheidende Rolle:

die **Mikroelektrodenableitung.** Die Mikroelektrodenableitung macht sich die Tatsache zunutze, dass Nervenzellen an ihrer Oberfläche eine elektrische Spannung aufbauen. Diese elektrische Spannung ist abhängig vom Funktionszustand dieser Zelle. Ist das Neuron sehr aktiv, so ist auch die elektrische Aktivität entsprechend erhöht. Diese elektrische Aktivität kann mittels sehr feiner Elektroden abgeleitet werden. Diese wird verstärkt und dann auf einem speziellen Computer dargestellt. Mit der Mikroelektrodenableitung werden die Hirnströme der Zielregion abgeleitet. Die verschiedenen Kerne geben unterschiedliche Entladungsmuster ab und informieren den Neurochirurgen darüber, wohin er die Elektrode legen muss.

> **!** Die verschiedenen Hirnkerne weisen je nach Lage verschiedene Aktivitätsmuster auf, sie sprechen sozusagen unterschiedliche Sprachen. Erkennt der Neurochirurg die Sprache, hat er einen Hinweis darauf, wo er sich befindet.

Ist der Patient bei der Operation wach, so erfolgt während der Operation auch eine klinische Austestung. Das bedeutet, es wird genau untersucht, ob sich der Rigor oder Tremor unter der Stimulation verbessert. Es werden die Symptome überprüft und etwaige Nebenwirkungen, wie Störungen der Sprache, der Augenbewegung oder gar der Motorik, beobachtet. Letztere können auftreten, wenn angrenzende

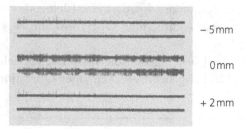

Abb. 17. Mikroelektrodenableitung: Nervenzellen geben elektrische Impulse ab. Mit ganz feinen Elektroden kann man diese ableiten. Das Muster dieser elektrischen Aktivität ist charakteristisch für verschiedene Nervenzellgruppen. Je dichter die Impulse sind, umso näher befindet man sich dem Ziel. So kann die Struktur erkannt und deren Grenzen genau definiert werden.

Regionen (Pyramidenbahn, Augenmuskelkerne) zusätzlich zum eigentlichen Zielgebiet stimuliert werden. In diesem Fall spricht das für eine ungünstige Elektrodenlage im Zielpunkt. Die Lage der Elektrode muss dann korrigiert werden, oft genügt ein halber Millimeter.

Die Informationen, die ein Patient unter diesen Bedingungen zu geben in der Lage ist, sollten nicht überschätzt werden. Die Operation am wachen Patienten stellt für diesen maximalen Stress dar. Da kann es vorkommen, dass Nebenwirkungen falsch beschrieben oder gewertet werden. Daher kommt diesen Aussagen nur eine bedingte Bedeutung zu.

Ist der Zielpunkt erreicht und dessen Grenzen mittels Mikroelektrodenableitung definiert, so wird die Testsonde entfernt und gegen die permanente Elektrode ausgetauscht. Mit speziellen Plastikkappen werden die Elektroden am Schädelknochen fixiert. Damit ist der stereotaktische Teil beendet.

Die meisten Kliniken führen im Anschluss an die Elektrodenimplantation eine kernspin- oder computertomographische Kontrolle der Elektrodenlage durch. Klassischerweise erfolgt auch nach der Operation eine Austestung der Stimulationswirkung und -verträglichkeit. Hierzu werden spezielle Kabel an die Elektrode angeschlossen und durch die Haut nach außen geleitet.

Die Austestung außerhalb des Operationssaals ist wesentlich entspannter und somit aussagekräftiger. Abhängig von diesem Ergebnis können noch geringe Änderungen der Elektrodenlage vorgenommen werden, bevor der Impulsgeber endgültig implantiert wird. Wenn sich in der Testphase zeigt, dass eine Elektrode zu tief liegt, so kann diese bei der anschließenden Operation zurückgezogen werden und umgekehrt.

Es gibt Krankenhäuser, die auf die Testphase verzichten und die Elektroden und Impulsgeber in einer einzigen Operation implantieren.

! Häufig wird die Frage gestellt, ob es für die Elektrodenimplantation nötig ist,
• den ganzen Kopf zu rasieren. Dies ist von Operateur zu Operateur abhängig,
sowie auch davon, ob auf beiden Seiten operiert wird.

Setzeffekt

Obwohl bei der tiefen Hirnstimulation im Allgemeinen sehr vorsichtig vorgegangen wird, lässt es sich nicht vermeiden, dass es durch das schlichte Untersuchen der Region und das darauf folgende Implantieren der Elektroden zu lokalen Veränderungen im Zielgebiet kommt. Diese Veränderungen führen zu einem so genannten Setzeffekt. Darunter versteht man, dass unmittelbar nach der Operation bereits ohne Stromzufuhr eine gewisse Symptomverbesserung auftritt. Durch den Eingriff entsteht in der Zielregion eine Art blauer Fleck, der die dort herrschende Überaktivität drosselt. Die Patienten bemerken sofort, dass Tremor, Muskelsteifigkeit oder Überbewegungen nachlassen. Wie ein blauer Fleck verschwindet der Setzeffekt allerdings nach einigen Tagen, weil sich die Zielregion wieder erholt. Dementsprechend herrscht dort wieder jene Überaktivität, durch welche die Symptome verursacht werden. Die Symptome lassen sich nun durch den hochfrequenten Strom der tiefen Hirnstimulation unterdrücken.

> **!** Einige Patienten erleben sofort nach der Elektrodenimplantation eine deutliche Symptomreduktion, die sich aus dem Setzeffekt ergibt. Wenn dieser abklingt, übernimmt die Stimulation die Blockade überaktiver Nervenzellen.

Impulsgeberimplantation

Die Implantation des Impulsgebers ist bei weitem einfacher als die Implantation der Elektroden. Der Eingriff erfolgt ausnahmslos unter Vollnarkose. Die externen Verlängerungen werden, soweit vorhanden, entfernt. Anschließend wird eine Tasche angelegt, die sich im Brustbereich oder unter dem Rippenbogen befindet. Wo der Impulsgeber implantiert wird, ist „Geschmackssache" und richtet sich vorwiegend nach kosmetischen Kriterien. Vor allem für sehr schlanke Patienten ist die Region unter dem Rippenbogen die bessere Wahl, da sich dort mehr Fettgewebe befindet und der Impulsgeber hier weniger stark auffällt.

Nach dem Anlegen der Tasche muss die Haut für das Vorschieben der Verlängerungskabel untertunnelt werden. Dieser Vorgang ist weniger kompliziert als vermutet. Das hierfür verwendete Operationsinstrument ist dünn, stumpf und flexibel und erinnert an eine große Stricknadel. Es erlaubt das Vorschieben der Verlängerungskabel über längere Distanzen, ohne dass dafür die Haut eröffnet werden muss. Dadurch wird das Gewebe nicht allzu stark strapaziert, wenngleich „unterwegs" einige kleine Schnitte notwendig sind. Das Verlängerungskabel wird anschließend mit den Elektroden verbunden. Der dazugehörige „Stecker" befindet sich am Hinterkopf und kann später durch die Haut ertastet werden. Im Anschluss werden Kabel und Impulsgeber miteinander verbunden und vollständig implantiert (Abb. 18).

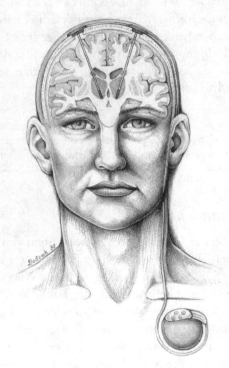

Abb. 18. Schematische Darstellung der tiefen Hirnstimulation.

Die Operation stellt für den Patienten eine große Belastung dar. Klassischerweise wird sie in lokaler Betäubung, also als Wachoperation, durchgeführt. Man erwartet sich von der Zusammenarbeit mit dem Patienten Hinweise bei der Suche nach dem optimalen Zielpunkt. Neuere Untersuchungen haben aber gezeigt, dass es auch möglich ist, diesen Eingriff am schlafenden Patienten, also in Narkose, durchzuführen, ohne dass es dabei zu einer nachteiligen Auswirkung auf das Langzeitergebnis der tiefen Hirnstimulation kommt. Möglich wurde dies dank einer Verbesserung der Operationstechniken. Viele Zentren mischen beide Verfahren auch. Der Patient schläft bis zu dem Moment, wo der Zielpunkt erreicht wird. Dann wird die Narkose unterbrochen und der Patient in die Identifizierung des Zielpunktes mit eingebunden.

Das System zur tiefen Hirnstimulation

Die Systeme zur tiefen Hirnstimulation bestehen aus verschiedenen Komponenten: Impulsgeber, Elektroden, Elektrodenverlängerungen, Patientensteuergerät und Programmiergerät des Arztes. Zu den nachladbaren System gehört auch ein Nachladegerät.

Zentraler Teil ist der **Impulsgeber**. Dieser gibt, wie der Name schon sagt, kontinuierlich elektrische Impulse ab. Der Strom fließt vom Impulsgeber über die **Elektrodenverlängerungen** zu den **Elektroden**, deren Ende sich im Gehirn befindet. Steckkontakte verbinden die Kabel. Der Stecker befindet sich typischerweise hinter dem Ohr. Von da geht es am Hals entlang bis zur Brust oder bis unter den Rippenbogen, wo sich der Impulsgeber befindet. Das gesamte System befindet sich unter der Haut (Abb. 18).

> **!** Manchmal sind die Patienten beunruhigt, wenn sie die Verbindungsstecker als kleine Erhebungen durch die Haut ertasten können. Oft weist auch der Friseur darauf hin. Wenn die Haut besonders dünn ist, zum Beispiel bei älteren Personen, sind diese Stecker sogar manchmal sichtbar. Die Erhebungen sind aber völlig normal.

Die Elektroden sind am Schädelknochen mit kleinen Stopfen aus Kunststoff befestigt. Sind die Haare an der Stirn nicht so dicht (zum Beispiel bei Männern), so erscheinen diese Stopfen als kleine Höcker.

Für die Einstellungen der Stimulationsparameter benützt der Arzt ein spezielles **Programmiergerät**. Dieses nimmt per Funk (Telemetrie) Kontakt mit dem Implantat auf. Eine weitere Komponente des Systems ist das **Patientensteuergerät (Abb. 19)**. Das ist jenes Programmiergerät, mit dem die Patienten selber, soweit vom Arzt erlaubt, Einfluss auf die Stimulation nehmen, ein- und ausschalten und den Batteriestand des Impulsgebers überprüfen können.

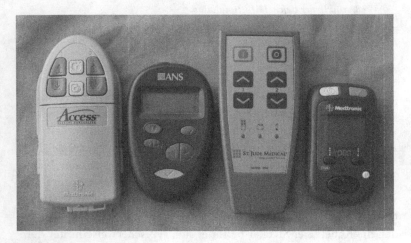

Abb. 19. Patientensteuergeräte gibt es in unterschiedlichen Ausführungen jeweils passend zu einem bestimmten Impulsgebertyp. Diese Geräte erlauben es den Patienten, die Batterie (Akku) des Impulsgebers zu überprüfen und, in einem vom Arzt vorgegeben Bereich, die Stimulationswerte zu verändern und gegebenenfalls anzupassen. Die Stimulation kann damit auch ein- und ausgeschaltet werden.

Elektroden

Die Elektroden bestehen aus feinen Silikonkabeln, in denen sich meist vier Adern aus Platindraht befinden. Der Durchmesser eines Kabels beträgt etwa 1 mm. Je nach Bauart verlaufen die Adern im

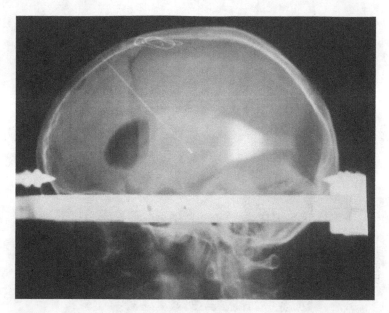

Abb. 20. Die erste Wiener Patientin mit einer unipolaren Elektrode zur tiefen Hirnstimulation. Man erkennt das stereotaktische System sowie die Hirnventrikel (heller und dunkler Fleck (Abb. 21)), die durch die Ventrikulographie sichtbar gemacht werden können. Heutzutage verwendet man vierpolige Elektroden.

Inneren gerade oder spiralig. An der Spitze der Elektroden befinden sich vier jeweils etwa 1 mm große Pole aus Platin-Iridium. Diese haben unmittelbaren Kontakt zum Hirngewebe. Hier ist sozusagen der Übergangspunkt vom Draht zum Gehirn (Abb. 20, 21).

> **!** Je nachdem, welcher Zielpunkt im Spiel ist, ist die Distanz zwischen den ein-
> **•** zelnen Kontakten, man spricht auch von Polen, unterschiedlich. Der Nucleus
> subthalamicus ist ein kleiner Kern, dementsprechend kurz sind die Abstände
> zwischen den einzelnen Polen. Beim Nucleus ventralis intermedius hingegen
> sind die Abstände größer.

Vor der Implantation sind die Elektroden steif, da sie mit einem inneren Führungsdraht (im Fachjargon: Mandrin) versehen sind. Diese Steifigkeit ist notwendig, damit die Elektroden korrekt platziert wer-

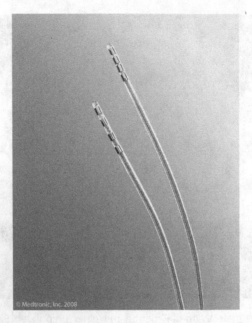

Abb. 21. Elektroden zur tiefen Hirnstimulation. Sie sind silikonbeschichtet und sehr fein und weich. Meistens haben sie vier Kontakte (Pole). Diese bestehen aus Platin-Iridium, einer besonders gewebsverträglichen Metall-Legierung. Die Elektroden gibt es in unterschiedlichen Ausführungen. Damit wird der Größe der jeweiligen Zielstruktur Rechenschaft getragen.

den können. Unmittelbar nach der Implantation wird der Führungsdraht entfernt. Die Elektroden sind danach sehr weich und flexibel und können sich etwaigen Bewegungen des Gehirns (z. B. bei Erschütterungen) gut anpassen. Ein Verrutschen der Elektroden ist aufgrund der Fixierung am Schädelknochen so gut wie unmöglich. Die Länge des Verlaufs der Elektroden im Gehirn beträgt je nach Zielpunkt etwa 6–8 cm. Das ist die Distanz von der Schädeldecke bis zum jeweiligen Kern.

Impulsgeber

Der Impulsgeber ist das elektrische Herzstück der Behandlung. Man bezeichnet diesen auch als Neurostimulator. Er besteht aus einer Batterie und einer elektronischen Schaltung. Beide sind zusammen in einem Gehäuse aus Titan eingeschweißt. Batterie und Elektronik sind fix miteinander verbunden. Ein selektiver Austausch der Batterie ist nicht möglich. Beim Tausch muss immer die ganze Einheit gewechselt werden.

Aufgrund ihres Aufbaus und Größe haben die Impulsgeber zur tiefen Hirnstimulation viel mit Herzschrittmachern gemeinsam. Von einem Hirnschrittmacher zu sprechen ist trotzdem falsch. Die Aufgabe eines Herzschrittmachers ist die Erregung des Reizleitungssystems des Herzens. Dadurch wird verhindert, dass das Herz zu langsam schlägt oder gar stehen bleibt. Das Herz wird dadurch immer wieder daran erinnert, weiter zu schlagen, das heißt im Schritt zu bleiben, nicht stehen zu bleiben. Daher Schritt-Macher. Das Gehirn muss keinen Schritt halten, es benötigt daher auch keinen Schrittmacher. Nur die Ähnlichkeit der Implantate und die Tatsache dass beide Strom an das Gewebe abgeben haben zu dieser unseligen Wortwahl geführt. Nicht zuletzt auch die Tatsache, dass diese Geräte ursprünglich auch von Herzschrittmacherfirmen hergestellt wurden. Dabei waren die ersten Neurostimulatoren zur Rückenmarksstimulation gar nicht implantierbar, sondern kleine Geräte, die am Körper getragen wurden und ihre Energie per Induktion über zwei Spulen abgaben (Abb. 22). Die Sendespule lag außen auf der Haut, die

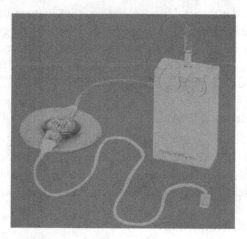

Abb. 22. Radiofrequentes (externes) System zur Rückenmarkstimulation (Myelostat, 1969).

Empfangsspule war implantiert und mit der Elektrode verbunden. Grund für diese eher unpraktische Lösung war die Tatsache, dass die Neurostimulation, im Gegensatz zur Stimulation des Herzens, erheblich mehr Strom verbraucht. Zum Vergleich: das Herz schlägt etwa einmal pro Sekunde. Es benötigt daher „um auf Trab zu bleiben" einen Stromschlag pro Sekunde, das sind etwa 60 Schläge pro Minute. Die Neurostimulation benötigt etwa die gleiche Anzahl an Impulsen pro Sekunde. Meist sogar mehr. Entsprechend höher ist der Stromverbrauch. So versteht sich, dass die ersten Neurostimulatoren gar nicht implantierbar waren. Erst in der Folge, einhergehend mit einer Verbesserung der Technologie der Batterien, wurde die Neurostimulatoren, so wie die Herzschrittmacher, vollständig implantierbar.

Seit wenigen Jahren gibt es nun auch nachladbare Impulsgeber. Damit wird die Problematik des Energieverbrauchs weitgehend entschärft.

Impulsgeberarten

Es gibt mittlerweile eine Vielzahl an unterschiedlichen Modellen von Impulsgebern zur tiefen Hirnstimulation. Diese sind oft weitgehend baugleich mit solchen zur Rückenmarkstimulation (SCS, spinal Cord Stimulation). Technisch gesehen sind die Unterschiede oft nur minimal, der wahre Unterschied liegt im Namen und auch im Preis. Das hat vorwiegend zulassungs- und vermarktungstechnische Gründe. Um den Rahmen nicht zu sprengen, soll hier nur auf die Geräte eingegangen werden, die zur tiefen Hirnstimulation vorgesehen sind. Andere werden allenfalls erwähnt.

ITREL (Medtronic, 1984)

Ist der eigentliche Urvater der implantierbaren Impulsgeber. Er war ursprünglich für die Rückenmarkstimulation gebaut worden, wurde aber in der Folge dann auch bei der tiefen Hirnstimulation eingesetzt. Seine technischen Möglichkeiten waren eher beschränkt (Abb. 23).

ITREL II (Medtronic, 1989)

Er war der Nachfolger des ITREL und konnte bereits vier Pole ansteuern und besaß zwei eher einfache Programme. Der Wech-

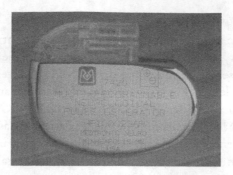

Abb. 23. ITREL: erster implantierbarer neurologischer Impulsgenerator (Mitte der 1980er Jahre).

sel zwischen den Programmen und auch das Ein- und Ausschalten erfolgte über einen externen Magneten. Dieser Magnet war zwar sehr praktisch, galt aber als ausgesprochener „Scheckkarten-Killer", wenn Patienten Magnet und Scheckkarte in der gleichen Tasche aufbewahrten. Die damals üblichen Magnetstreifen wurden vom Magneten kurzerhand gelöscht. Legendär ist die ausgesprochen lange Lebensdauer der ITREL II-Batterien. Der ITREL II ist heute nicht mehr verfügbar.

> **!** Der ITREL 3 war eigentlich als Nachfolger des ITREL II in der Schmerztherapie
> **•** gedacht. Seine technischen Möglichkeiten machten ihn nur bedingt einsetzbar in der Behandlung von Bewegungsstörungen. Wie sein Vorgänger konnte er vier Pole ansteuern. Er kam ohne Magnet aus. Durch eine spezielle Patientenprogrammiereinheit konnte erstmals die Mehrzahl der Parameter durch den Patienten selbst kontrolliert und beeinflusst werden. Der ITREL 3 wird heute nicht mehr angeboten.

SOLETRA (Medtronic, 2000)

Ist der unmittelbare Nachfahre des ITREL II. Mit diesem ist er weitgehend baugleich, der eigentliche Unterschied besteht darin, dass er nur ein Programm zulässt, dafür aber eine Patientenprogrammiereinheit bietet. Diese ist aber eher spartanisch. Lediglich ein- und ausschalten kann man damit und die Batterie überprüfen, aber nicht die Einstellungen verändern.

KINETRA (Medtronic, 1999)

Dies war der erste, speziell für Bewegungsstörungen entwickelte Impulsgeber. Der Tatsache Rechenschaft tragend, dass die Behandlung meistens beidseits stattfindet, hat der KINETRA zwei Kanäle mit jeweils vier Polen. Es können somit zwei Elektroden angeschlossen werden. Ähnlich wie der ITREL 3 hat der KINETRA eine spezielle Patientenprogrammiereinheit, mit der Patienten das Gerät überprüfen, gegebenenfalls ein- und ausschalten können und in einem gewissen, vom Arzt vorzugebenden Bereich, die Parameter selber verändern können.

ACTIVA (Medtronic, 2009)

Ist eine neue Plattform der Firma Medtronic, die 2009 auf den Markt kam. Die Geräte sind technisch ausgeklügelter als die Vorgänger, können zweimal acht Kanäle ansteuern (zum Vergleich: KINETRA 2 × 4), haben zartere Stecker und elastische Elektrodenverlängerungen. Der Hersteller verspricht sich dadurch eine geringere Beeinträchtigung zum Beispiel durch Zug am Hals, worüber viele Patienten klagen. Die Activa-Plattform beherrscht beides, Spannungs- und Stromkonstanz und unterscheidet sich dadurch von den Vorgängern, die alle nur Spannungskonstanz beherrschten. Mit dieser wichtigen Innovation betritt der Hersteller Neuland, da erstmalig völlig neue Einstellungen möglich werden.

Die Activa-Plattform gibt es als Batterie- oder Akku-Geräte. Activa PC steht für *Primary Cell*, also Batteriezelle, oder Activa RC, das sind *rechargeable*, also nachladbare Geräte. Auch die Patientenprogrammiergeräte wurden mit zusätzlichen Funktionen ausgestattet (Abb. 24).

> **!** Der Activa RC hat eine ungewöhnliche Eigenschaft: nach neun Jahren schaltet
> ● sich das Gerät für immer ab und muss ausgetauscht werden. Einschalten lässt
> es sich danach unter keinen Umständen mehr. Verzögern oder hinausschieben
> lässt sich dies nicht. Mit der allerersten Inbetriebnahme des Gerätes beginnt eine
> innere Uhr zu laufen, die pünktlich nach neun Jahren das Gerät abschaltet. Es
> tut dies nicht ohne vorher wiederholt und ausdrücklich auf das bevorstehende
> Lebensende hinzuweisen. Der Hersteller gibt Sicherheitsaspekte für dieses Verhalten an, macht aber keine Angaben darüber, warum diese Maßnahme so
> strikt und unwiderruflich ist.

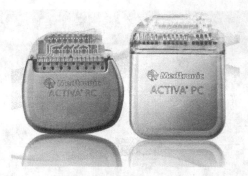

Abb. 24. Activa: neueste Generation implantierbarer Impulsgeber. Es gibt batteriebetriebene (PC) und wieder aufladbare Geräte (RC) (Medtronic).

LIBRA (St. Jude, 2009)

Lange Zeit gab es nur einen Hersteller für Systeme zur tiefen Hirnstimulation (Medtronic). Dieses Monopol ist seit kurzem gebrochen. Die Firma St. Jude brachte 2009 die LIBRA-Produktlinie heraus.

St. Jude ist einer der führenden Hersteller von Herzschrittmachern und hat 2005 die Firma ANS (Advanced Neuromodulation Systems) übernommen. Wie der Name verrät, ist ANS ein Hersteller von Neuromodulationssystemen und hier speziell von SCS-Systemen (spinal cord stimulation, Rückenmarkstimulation). ANS ging Anfang der 1990er Jahre aus der Firma Neuromed hervor, die bereits in den 1980er Jahren Systeme zur tiefen Hirnstimulation herstellte, allerdings keine implantierbaren. ANS hat das Konzept der Stromkonstanz konsequent umgesetzt. Die LIBRA-Geräte sind ausnahmslos stromkonstant (Abb. 25). Siehe hierzu auch Kapitel: Spannung oder Strom?

LIBRA-Geräte gibt es als einkanalige oder zweikanalige Variante. Das zweikanalige trägt den Namen LIBRA XP, es hat eine leistungsstärkere Batterie und ist daher größer.

BRIO (St. Jude, 2009)

St. Jude führt auch ein nachladbares Gerät, den BRIO, im Programm. Es verwendet die gleiche Plattform wie die LIBRA-Geräte. Naturgemäß sind Akkus kleiner als Batterien, die ja die gesamte Leistung für mehrere Jahre „dabei haben" müssen. Das wirkt sich auf die

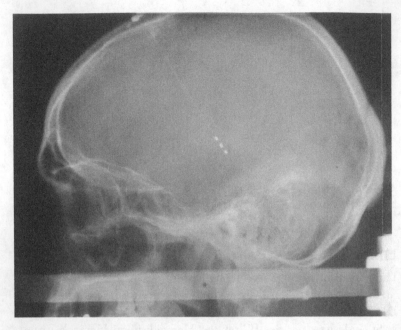

Abb. 25. Dreipolare Elektrode der Firma Neuromed aus der Frühzeit der tiefen Hirnstimulation (Schmerzpatient).

Größe der Geräte aus. Der BRIO ist derzeit das kleinste am Markt befindliche nachladbare Gerät (Abb. 26).

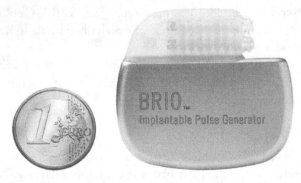

Abb. 26. Brio: Nachladbares Gerät von St. Jude. Derzeit kleinster, implantierbarer Impulsgeber am Markt.

Nachladbar oder nicht nachladbar?

Ein Impulsgeber zur tiefen Hirnstimulation gibt im Normalfall etwa 130 Impulse in der Sekunde ab, das sind etwa 130 mal mehr als bei einem Herzschrittmacher, der nur einmal in der Sekunde „feuert". Obwohl diese Stromschläge immer nur von ganz kurzer Dauer sind, so ist doch der Stromverbrauch der Systeme zur tiefen Hirnstimulation vergleichsweise hoch. Nicht selten werden höhere Frequenzen (bis 250 Impulse pro Sekunde) benötigt. Der Stromverbrauch wird dann sogar noch höher. Impulsgeber zur tiefen Hirnstimulation benötigen daher vergleichsweise große Batterien, was sich, im Gegensatz zu Herzschrittmachern, oft in klobigeren Geräten niederschlägt.

Ein batteriebetriebener Impulsgeber lebt in der Regel drei bis fünf Jahre, dann ist Schluss, die Batterie leer und das Gerät muss getauscht werden. Obwohl der Tausch – immer wird das ganze Gerät getauscht und nicht nur die Batterie – eigentlich einen sehr einfachen Eingriff darstellt, so ist es trotzdem ein operativer Eingriff, mit allen möglichen potenziellen Gefahren. Besonders gefürchtet ist dabei die Infektion. Der programmierende Arzt wird daher versuchen den Stromverbrauch so niedrig wie möglich zu halten, um damit die Lebensdauer der Geräte zu verlängern. Oft werden aus diesem Grunde auf intensiv stromverbrauchende Einstellungen verzichtet, von dem der Patient zwar profitieren würde, andererseits diese aber zu einer Verkürzung der Lebensdauer der Implantate führen würden. Die bipolare Stimulation ist ein Beispiel hierfür. Sie erzeugt ein wesentlich fokussierteres Stromfeld, verbraucht aber dafür um einiges mehr Energie. Auch auf hochfrequente Stimulation wird nicht selten aus (Strom-) Spargründen verzichtet. Es gilt: doppelte Stimulationsfrequenz = halbe Lebensdauer.

All diese Probleme haben in den letzten beiden Jahren zunehmend an Bedeutung verloren: die führenden Hersteller der Systeme zur tiefen Hirnstimulation haben nachladbare Systeme im Angebot. Da diese Akku-betriebenen Geräte, anders als ihre batteriebetriebenen Artgenossen, nicht mehr mit dem gesamten Therapiestrom für fünf Jahre ausgestattet sein müssen, kommen sie mit viel kleineren Energiespeichern aus. Dadurch gelang eine erhebliche Miniaturisierung der Geräte, was sich entscheidend auf den Komfort auswirkt: die Geräte stören weniger unter der Haut, sie werden weniger stark wahrgenommen, weder vom Patienten, noch von der Umgebung, und sind daher auch kosmetisch neutraler. Da der Stromverbrauch bei nachladbaren Geräten keine wirkliche Rolle spielt, eröffnen sich völlig neue Programmiermöglichkeiten, was sich wiederum günstig auf den Therapieerfolg auswirkt. Die Ladezyklen, typischerweise zwei Wochen, werden allenfalls kürzer, was nicht wirklich stört wenn daraufhin das therapeutische Ergebnis besser ist.

Aber kein Licht ohne Schatten: Kritiker der neuen nachladbaren System argumentieren, dass das wiederholte Aufladen des Impulsgebers für die Patienten eine zu große Belastung sei, denn es würde sie laufend an die Krankheit erinnern. Auch wird oft die Frage gestellt, ob denn die Patienten überhaupt mit derartigen komplexen Vorgängen wie mit dem Aufladen zurecht kommen. Unsere eigenen, zugegebenermaßen vorläufigen Erfahrungen, widersprechen dem. Patienten kommen erstaunlich gut mit diesen Systemen, auch dem Ladevorgang zurecht. Entscheidend dabei ist, dass der Patient, im Idealfall auch die Angehörigen, in die Bedienung eingeführt werden. Dazu muss sich der behandelnde Arzt ausreichend Zeit nehmen.

Erkennt der Patient einmal den Vorteil, den er von so einem System erwarten kann, so ist der Schritt zur Akzeptanz und zur aktiven Mitarbeit nicht weit. Selbst Patienten, die über Jahre batteriebetrieben stimulierten, akzeptieren die Umstellung auf „Akkubetrieb" rasch, wenn sie den Mehrwert dieser neuen Stimulationsform erkennen.

Technisch ist der Umstieg vom Batterie- auf Akkubetrieb jederzeit möglich. Und zurück natürlich auch. Es muss nur der Impulsgeber getauscht werden.

Ein erheblicher Hemmschuh für den Einsatz akkubetriebener Impulsgeber ist leider der Preis: wieder aufladbare Geräte kosten etwa das Doppelte.

Austausch des Impulsgebers

Wie bereits erwähnt, müssen batteriebetriebene Impulsgeber nach einigen Jahren getauscht werden. Dies erfolgt in einem einfachen Eingriff. Über den bereits vorhandenen, mittlerweile vernarbten Hautschnitt wird die Impulsgebertasche eröffnet. Der vorhandene Impulsgeber wird entfernt und der neue eingesetzt. Der Eingriff dauert in der Regel nur wenige Minuten und kann in lokaler Betäubung durchgeführt werden.

Die modernen Systeme zur tiefen Hirnstimulation haben gute Frühwarnsysteme, die rechtzeitig an einen Impulsgebertausch erinnern. Regelmäßige Kontrollen mit dem Patientensteuergerät können verhindern, dass die Batterie plötzlich und unerwartet ausfällt. Vor allem bei Patienten, die von der Stimulation sehr abhängig sind (Dystonie, fortgeschrittener Morbus Parkinson), kann ein plötzlicher Ausfall schlimme Folgen haben, denn die Symptome kehren sofort in voller Ausprägung zurück.

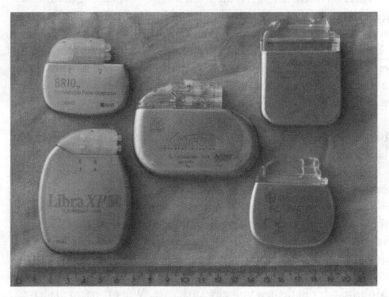

Abb. 27. „Gruppenbild" der Impulsgeber welche derzeit zur Stimulation bei Morbus Parkinson zugelassen sind.

> **!** Oft wird gefragt, warum nicht nur die Batterie ersetzt wird, anstatt des gesam-
> **●** ten Impulsgebers. Die Antwort ist einfach: Hätten die Impulsgeber ein eigenes
> Batteriefach, so wären sie nicht nur größer, sondern auch anfälliger und kom-
> plizierter in der Herstellung und somit auch teurer. Der Austausch des ganzen
> Gerätes ist somit die beste Option. Die restlichen Teile (Elektroden, Verlänge-
> rung) bleiben beim Tausch des Impulsgebers unberührt.

Patientensteuergerät

Das System zur tiefen Hirnstimulation umfasst neben Elektroden, Impulsgeber und Kabel auch ein Patientensteuergerät. Es erlaubt dem Patienten innerhalb eines kleinen Bereichs selbst Einfluss auf ihre Stimulationseinstellungen zu nehmen und diese auf ihre individuellen Bedürfnisse anpassen.

Die Meinungen, ob Patienten ihre Stimulationsparameter selbst verändern sollen oder nicht, variieren unter Experten. Manche ermöglichen den Patienten aktiv in die Therapie einzugreifen, andere wiederum nicht.

Das Patientensteuergerät dient auch der Überprüfung der Impulsgeberbatterie, die im Durchschnitt drei bis fünf Jahre hält. Damit sie rechtzeitig getauscht werden kann, empfiehlt es sich, das Gerät in regelmäßigen Abständen zu benutzen. Die Patienteneinheit meldet eine zur Neige gehende Impulsgeberbatterie bereits Wochen zuvor und stellt somit sicher, dass ausreichend Zeit für einen Impulsgebertausch zur Verfügung steht.

Mit dem Patientensteuergerät ist es auch möglich, den Impulsgeber bei Bedarf vorübergehend selbst auszuschalten, z. B. bei EKG-Untersuchungen, und ihn anschließend wieder selbst einzuschalten.

Bei Tremor kann es sinnvoll sein, das System mittels Steuergerät nachts auszuschalten.

Für nachladbare Systeme gibt es weiteres Zubehör. Die Patienten müssen sich zum Nachladen nicht an den Netzstecker schließen, sondern verwenden dazu ein separates, netzunabhängiges Nachladegerät. Dieses wiederum muss in einer Ladestation regelmäßig aufgeladen werden. Damit ist auch während des Nachladevorgangs die Mobilität des Patienten voll gewährleistet. Wie oft nachzuladen ist, hängt weitgehend von der Höhe der Stimulationsparameter ab, aber auch von den Gewohnheiten des Patienten. Es steht den Patienten frei, ihren Impulsgeber entweder seltener, dafür länger aufzuladen oder häufiger, dafür kürzer. Ein komplett entladener Akku braucht mehrere Stunden zum Nachladen. Wird regelmäßig einmal wöchentlich geladen, so ist etwa von einer halben Stunde Nachladezeit auszugehen.

Typischerweise wird der Impulsgeber in Ruhezeiten aufgeladen, wie beim Lesen oder beim Fernsehen.

Spannung oder Strom?

Tourist: „Wie weit ist es denn bis zum Bahnhof?"
Einheimischer: „Etwa 20 Minuten."
Und dann hat der Tourist doch den Zug verpasst. Warum? Weil
es Freitag Nachmittag war und alle zum Bahnhof wollten. Das mit
den 20 Minuten war dann doch nicht mehr gültig. Im Verkehr sind
Angaben in Minuten ganz einfach nicht hilfreich. Die Aussage „acht
Kilometer" wäre da besser gewesen. Weil daheim wohnte der Tourist
auch etwa acht Kilometer vom Bahnhof entfernt und da wusste er,
dass er Freitag Nachmittag die doppelte Zeit einplanen muss.

Genauso verhält es sich mit dem elektrischen Strom. Hier gibt
es zwei unterschiedliche Möglichkeiten, die Menge an abgegebener
Energie zu definieren. In Strom (Ampère) oder in Spannung (Volt).
Die beiden stehen in einem Verhältnis zueinander. Dieses heißt Widerstand.

Die physikalische Formel dazu ist das Ohmsche Gesetz:

$$U = R \times I$$
(Spannung (Volt) = Widerstand (Ohm) × Strom (Ampere)).

Vergrößert sich der Widerstand, gemeint ist der Gewebewiderstand,
so muss die Spannung höher werden, damit der Stromfluss gleich
bleibt.

Als Patient muss man das nicht wissen und man kann auch ein guter Arzt sein, ohne das Ohmsche Gesetz wirklich verstanden zu haben. Aber Physiker und biomedizinische Ingenieure sind sich einig:
Stromkonstanz stellt die zuverlässigere Art dar, um Stromimpulse
an das Nervensystem abzugeben. Sämtliche Hersteller von Neu-
rostimulationssystemen haben das mittlerweile erkannt und bieten
inzwischen stromkonstante Systeme an.

Spannungen

EEG	Mikrovolt
EKG	Millivolt
Neurostimulation	Volt
Autobatterie	12 Volt
Haushaltsgeräte	230 Volt
Saunaofen	380 Volt
E-Lok	3000 Volt

Arten von Strom

Strom fließt immer von einem Pol zum anderen. Bei Gleichstrom sind diese Pole fix, das heißt der Strom fließt immer von der negativ geladenen Kathode zur positiv geladenen Anode. Da der Strom, ähnlich einem Magneten, immer elektrisch geladene Gewebsteile (Ionen) mitzieht, würde Gleichstrom auf Dauer eine Gewebszerstörung hervorrufen (Elektrolyse). Wechselstrom hingegen ändert laufend die Pole, das heißt er wechselt zwischen plus und minus, daher der Name. Beim Haushaltsstrom passiert das 50 Mal in der Sekunde, man spricht daher von 50 Hertz. Der Wechsel ist harmonisch und vollzieht sich in einer speziellen sinusförmigen Kurve.

Der Strom, der bei der tiefen Hirnstimulation zum Einsatz kommt, ist eigentlich eine Kombination aus Gleich- und Wechselstrom. Auf den ersten Blick ist es ein Gleichstrom, denn es gibt klar definierte negative und positive Pole. Der Strom fließt nicht dauernd, sondern gepulst, das heißt, es findet ein dauernder Wechsel zwischen EIN und AUS statt. In der Regel befindet sich der Minuspol an der Elektrode und der Pluspol am Gehäuse des Impulsgebers. Da dies aber schon nach kurzer Zeit zu der erwähnten Elektrolyse und somit zur Gewebsschädigung führen würde, wechselt die Polarität in der AUS-Phase immer wieder die Richtung, so dass der Strom zurückfließen kann. Auf diese Weise wird eine Polarisierung und somit auch Elektrolyse verhindert. Der Wechsel erfolgt aber nicht wie beim Wechselstrom harmonisch, sondern in Form von Rechtecken (Abb. 28). Man spricht daher auch von Rechteckimpulsen. Die Anzahl von Impulsen pro Sekunde bestimmt die Pulsrate. Je nach

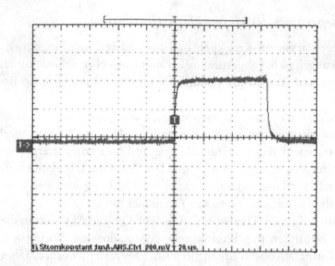

Abb. 28. Rechteckimpuls bei tiefer Hirnstimulation: das Bild zeigt das Ergebnis einer Messung, mit der die Form der Impulse dargestellt werden kann. Man erkennt ein Rechteck, dessen Höhe dem Stromfluss und dessen Breite der Impulsdauer entspricht.

Einsatzgebiet der tiefen Hirnstimulation beträgt die Pulsrate 30–200 pro Sekunde.

Die Höhe dieser Rechtecke bestimmt die Spannung des Stromes. Üblicherweise beträgt sie zwischen 1 und 5 Volt. Die Spannung stellt die empfindlichste und wirksamste Variable bei der Einstellung der Stimulationsparameter dar. Üblicherweise wird sie in 0,1 Volt-Schritten eingestellt. Bei den stromkonstanten Systemen wird nicht die Spannung (Volt), sondern der Stromfluss (Ampere) verändert. Dadurch lassen sich am besten Feineinstellungen durchführen.

Die Breite der Rechtecke wird durch die Dauer der einzelnen Impulse bestimmt. In der Regel sind das 60–210 Mikrosekunden. Eine Mikrosekunde ist der millionste Teil einer Sekunde. Die Stromimpulse sind also außerordentlich kurz. Es gibt dazwischen aber reichlich Pausen, damit es zu einem Ausgleich der elektrischen Ladungen kommen kann.

Wirkprinzip der tiefen Hirnstimulation

Bei der Parkinson-Krankheit und bei anderen neurologischen Erkrankungen ist das abgestimmte Zusammenspiel verschiedener Hirn-
zentren und Regelkreise gestört, die für einen reibungslosen Bewe-
gungsablauf Voraussetzung sind. Bei gesunden Menschen arbeiten
diese Zentren harmonisch zusammen, was zu gleichmäßigen, fließen-
den und ausgewogenen Bewegungen führt. Ist diese Zusammenarbeit
gestört, macht sich dies zum Beispiel in Form von Zittern, Steifigkeit oder Bewegungsarmut bemerkbar. Auch die Überbewegungen,
die nach jahrelanger medikamentöser Behandlung auftreten können,
entstehen aus diesem gestörten Zusammenspiel.

Durch die tiefe Hirnstimulation lässt sich die Aktivität in diesen
beeinträchtigten Regelkreisen sehr genau anpassen. Dadurch kann
der Normalzustand weitgehend wieder hergestellt werden. Überaktive Zentren werden in ihrer Aktivität gedrosselt, bei unteraktiven
wird die Aktivität gesteigert (Abb. 29).

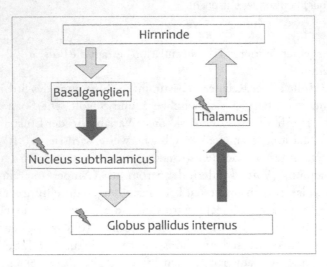

Abb. 29. Darstellung der Regelkreise zwischen den verschiedenen Regionen des Gehirns. Die Verbindung zwischen den Zentren erfolgt über er-
regende (hellgrau) und hemmende (dunkelgrau) Bahnen. Die Blitze kenn-
zeichnen mögliche Knotenpunkte, an denen stimuliert werden kann.

Wird das Gehirn durch die tiefe Hirnstimulation geschädigt?

Es gibt inzwischen eine Reihe von Untersuchungen, die belegen, dass die tiefe Hirnstimulation keinen nachteiligen Effekt auf das Gehirn hat. Auch lokale Reaktionen, also unmittelbar um den aktiven Teil der Hirnelektroden herum, sind selten und treten nur bei sehr hohen Stromflüssen auf. Es könnte dann zu einer Narbenbildung um die Elektrode herum kommen. In der Regel werden solch hohe Stromflüsse aber bei der tiefen Hirnstimulation nicht benötigt.

Preis des Systems

Die Behandlung mit tiefer Hirnstimulation ist mit einem hohen personellen und technischen Aufwand verbunden. Die Kosten liegen bei mehreren zehntausend Euro, werden aber in vielen Ländern der EU von den Krankenkassen übernommen. Im Vergleich zu einer aufwändigen und langwierigen medikamentösen Therapie sind die Kosten der tiefen Hirnstimulation aber ungefähr gleich.

Das System zur tiefen Hirnstimulation besteht aus mehreren Komponenten (Elektroden, Verlängerungskabel, Impulsgeber und Steuergerät): die **Elektroden** sind Drähte, die in das Gehirn eingeführt und mittels spezieller Befestigungen am Schädel fixiert werden. Diese Drähte verlaufen dann unter der Haut zu einem Impulsgeber. Dieser **Impulsgeber** ist die zentrale Steuereinheit, die die elektrischen Impulse abgibt und damit die tiefe Hirnstimulation unterhält. Typischerweise befindet sich der Impulsgeber im Brust- oder im Oberbauchbereich. Es gibt mittlerweile eine Vielzahl an derartigen Geräten. Vor allem in den beiden letzten Jahren ist die Technologie der tiefen Hirnstimulation um einiges reicher geworden. Lange Zeit waren die Systeme rein batteriebetrieben. Seit kurzem gibt es ebenfalls nachladbare Systeme. Hierbei entfällt dann der typischerweise nach drei bis fünf Jahren notwendige Austausch des Impulsgebers. Darüber hinaus lassen die nachladbaren Systeme Stimulationsarten zu, die bisher wegen des hohen Stromverbrauches nur schwer möglich waren.

Risiken und Nebenwirkungen

- *Operationsbedingte Komplikationen*
- *Stimulationsbedingte Nebenwirkungen*
- *Technische Probleme*
- *Kosmetische Beeinträchtigungen*
- *Neuropsychologische Beeinträchtigungen*
- *Neuropsychologische Störungen bei Morbus Parkinson*

E ine der häufigsten Fragen, mit denen sich Kandidaten für die tiefe Hirnstimulation beschäftigen, ist die nach möglichen Risiken und Nebenwirkungen der Operation.

Generell besteht bei jedem operativen Eingriff ein gewisses Risiko für Blutungen und Infektionen. Die Risiken bei der tiefen Hirnstimulation sind im Vergleich zu anderen Hirnoperationen aber relativ gering. Die Sicherheit des Eingriffs ist jedoch in hohem Maße von der Erfahrung des jeweiligen Krankenhauses abhängig.

Grundsätzlich werden operationsbedingte, stimulationsbedingte und technische Komplikationen unterschieden.

Operationsbedingte Komplikationen

Das Auftreten von **Blutungen** liegt durchschnittlich im Bereich von 1 bis 3 %. Häufig handelt es sich aber um kleine Blutungen, die im Langzeitverlauf folgenlos bleiben. Bei Vorliegen von Hirnveränderungen (Hirnabbau, Hirnatrophie) ist das Blutungsrisiko höher. Bei älteren Patienten besteht daher auch ein erhöhtes Gesamtrisiko. Begleiterkrankungen, wie Bluthochdruck oder Diabetes, steigern das Risiko für Blutungen zusätzlich.

Je nach Ort der Blutung kann es zu unterschiedlichen Funktionsausfällen oder neuropsychologischen Störungen kommen. Zur Risikominimierung sind eine sorgfältige Operationsplanung sowie ausreichende Operationserfahrung nötig.

Da bei der tiefen Hirnstimulation Fremdmaterial in Form von Elektroden, Impulsgeber und Verbindungskabel in den Körper eingebracht wird, besteht grundsätzlich eine erhöhte **Infektionsgefahr**. Im Allgemeinen kommen Infektionen aber eher selten vor.

Schließlich besteht, wie bei jedem anderem operativen Eingriff auch, das Risiko für alle üblichen **narkose- und operationsbedingten Komplikationen**. Die Risikominimierung beginnt bereits vor der Operation, indem neurologische, psychologische und allgemeinmedizinische Risikofaktoren genau analysiert werden. Für jeden Patienten muss eine individuelle Kosten-Nutzen-Analyse erstellt werden, bevor grünes Licht für den Eingriff gegeben werden kann.

Stimulationsbedingte Nebenwirkungen

Je präziser die Elektrode im anvisierten Zielgebiet liegt, desto geringer ist das Risiko von stimulationsbedingten Nebenwirkungen. Diese entstehen, wenn zusätzlich zum Zielgebiet benachbarte Faserzüge oder Kerngebiete stimuliert werden. Solche Nebenwirkungen sind vollständig reversibel und verschwinden, sobald die Stimulation unterbrochen wird. Durch die Abstimmung der Stimulationseinstellung (z. B. Verringerung der Spannung) können die Nebeneffekte verändert werden.

Zu den motorischen Nebenwirkungen zählen leichte Sprachstörungen, Störungen des Gleichgewichts, des Gefühlssinnes sowie Augenfehlstellungen (Doppelbilder).

Werden Kerngebiete stimuliert, die nicht nur an der Steuerung der Motorik, sondern auch an höheren kognitiven Funktionen beteiligt sind, können neuropsychologische Nebenwirkungen auftreten. Dies trifft in erster Linie auf den Nucleus subthalamicus zu, der vor allem bei der Parkinson-Krankheit stimuliert wird. Dadurch können unmittelbar nach der Operation vorübergehende Verwirrtheitszustände auftreten. Auch bei zu schneller Medikamentenreduktion kann es kurzfristig zu depressiven Verstimmungen kommen.

Technische Probleme

Unter technischen Problemen werden alle Komplikationen verstanden, die mit dem implantierten Material zusammenhängen. Die Systeme zur tiefen Hirnstimulation haben mittlerweile ein sehr hohes Maß an Zuverlässigkeit erreicht. Elektroden und Impulsgeber können in Einzelfällen defekt werden oder sich von ihrem ursprünglichen Ort lösen.

Eine von Patienten häufig geäußerte, aber ungerechtfertigte Sorge ist die einer möglichen Verlagerung der Hirnelektroden. Aufgrund der modernen Fixiermöglichkeiten kommen Elektrodenverlagerungen ausgesprochen selten vor. Kabel- oder Impulsgeberbrüche passieren bei der tiefen Hirnstimulation auch nur sehr selten. Im Gegensatz zur Rückenmarkstimulation sind Materialbrüche bei der tiefen Hirnstimulation eine Seltenheit, da das Material an einer weniger bewegten Stelle implantiert wird.

> **!** Oft wird auch die Frage nach Qualitätsunterschieden zwischen den verschiedenen Herstellern gestellt. Diese ist leicht zu beantworten: die Vorgaben, die die staatlichen Kontrollinstitutionen aufgestellt haben, sind so streng, dass es sich heute kein Hersteller erlauben kann, irgendein Risiko bezüglich Materialschwächen einzugehen. Nutznießer dieser strengen Überwachung ist der Patient. Er kann sich auf das Material verlassen.

Kosmetische Beeinträchtigungen

Patienten klagen hin und wieder über kosmetische Beeinträchtigungen durch das Implantat. Die Größe der Impulsgeber reicht von Streichholzgröße bis zu der einer Zigarettenschachtel. Die Implantate sind vor allem im Brustbereich sehr auffallend. Wird der Impulsgeber in der Bauchregion implantiert, ist er nicht so deutlich zu sehen und außerdem besser durch Kleidung zu verdecken.

Auch das Kabel und die Verschlusskappen der Bohrlöcher können sichtbar sein. Letztere können bei Patienten mit Haarausfall oder Glatze störend wirken. Bei dichtem Haar sind die Kappen aber nicht sichtbar.

Abgesehen vom ästhetischen Empfinden, können Kabel und Impulsgeber auch Druckgefühle oder Schmerzen verursachen. Sehr schlanke Menschen oder Personen mit Neigung zu starker Narbenbildung sind von diesem Phänomen häufiger betroffen, da es bei ihnen zu einem intensiven Kontakt zwischen Impulsgeber und Haut kommen kann. Dies kann zu einem störenden Ziehen bei Drehbewegungen des Kopfes führen. Chirurgische Maßnahmen können unter Umständen Abhilfe schaffen, etwa durch Tieferlegen des Implantates oder durch Mobilisierung des Kabels. Dennoch gehört dieses Problem zu den weitgehend ungelösten der tiefen Hirnstimulation, möglicherweise wird es in Zukunft durch die Verkleinerung der Implantate jedoch an Bedeutung verlieren. Die Industrie hat dieses Problem ebenfalls erkannt. Das Material der neuen Generation ist kleiner, zarter und von außen weniger sichtbar geworden.

Neuropsychologische Beeinträchtigungen

Unter neuropsychologischen Beeinträchtigungen versteht man Störungen des Erlebens und Verhaltens unterschiedlichster Art, die direkt als Folge von Hirnfunktionsstörungen oder Hirnschädigungen entstehen und nicht etwa z. B. durch emotionale Belastungen.

Auch die tiefe Hirnstimulation kann neuropsychologische Defizite hervorrufen. Die meisten Zielgebiete der tiefen Hirnstimulation haben fast nur motorische Funktionen. Das heißt, die Wahrscheinlichkeit für das Auftreten von neuropsychologischen Störungen ist eher gering. Eine Ausnahme bildet der Nucleus subthalamicus, der außer mit motorischen Hirnarealen auch mit limbischen und assoziativen Regionen verbunden ist. Darunter werden jene Funktionseinheiten des Gehirns verstanden, die an der Verarbeitung von Emotionen und intellektuellen Leistungen beteiligt sind.

Neuropsychologische Störungen bei Morbus Parkinson

Neuropsychologische Probleme finden sich bereits bei nicht operierten Parkinson-Patienten, kommen aber auch vereinzelt bei Patienten nach tiefer Hirnstimulation vor. Der hochfrequente elektrische Strom verbessert zwar die motorischen Symptome, reizt aber unter Umständen auch benachbarte Hirngebiete oder Faserzüge, die zu anderen, weiter entfernten Hirnregionen ziehen. Die tiefe Hirnstimulation kann somit in die emotionale und kognitive Informationsverarbeitung eingreifen. Unterschiedliche Bereiche des Denkens, Problemlösens und des Gefühlserlebens können dabei betroffen sein.

Trotz guter motorischer Ansprechbarkeit kann es manchmal zu psychischen Störungen und psychiatrischen Zustandsbildern, wie Symptomen der Depression, Manie, Psychose, Apathie, Angststörungen sowie Störungen des Sozialverhaltens oder Verschlechterung der kognitiven Funktionen kommen.

Nicht immer ist diese Beeinflussung durch die tiefe Hirnstimulation negativ, so kann sich bei den Patienten nach der Operation die Informationsverarbeitungsgeschwindigkeit auch verbessern.

Depressive Symptome

Depressive Symptome sind gekennzeichnet durch anhaltende Traurigkeit und Niedergeschlagenheit, Antriebs- und Interesselosigkeit. Weitere Kennzeichen sind Konzentrationsschwäche, vermindertes Selbstwertgefühl, Schuldgefühle, Schlafstörungen, Appetitstörungen und Selbstmordgedanken. Generell gehören Depressionen und Angststörungen zu den häufigsten Begleiterkrankungen bei Morbus Parkinson. Beinahe die Hälfte aller Parkinson-Patienten ist irgendwann von Depressionen betroffen, oft bereits noch bevor die motorischen Störungen sichtbar werden.

Depressive Symptome können nach der Elektrodenimplantation vorübergehend auftreten. Sie sind meist mit der Medikamentenreduktion verbunden, da diese einen stimmungsaufhellenden Effekt aufweisen. Bei den meisten Patienten verschwinden die depressiven Symptome aber, sobald Medikamente und Stimulationsparameter gut aufeinander abgestimmt sind. Mittel- und längerfristig hat die tiefe Hirnstimulation wenig Einfluss auf depressive Symptome.

Angststörungen

Angststörungen treten zum Teil gleichzeitig mit depressiven Symptomen auf, aber auch unabhängig davon. Zu den häufigsten Angststörungen, die bereits bei nicht operierten Parkinson-Patienten bestehen können, zählen die generalisierte Angststörung (frei flottierende Angst, die nicht auf bestimmte Situationen gerichtet ist), Panikattacken (wiederholt schwere, unvorhersehbare Angstanfälle mit intensiven körperlichen Symptomen, z. B. Brustschmerzen, Erstickungsgefühle, Zittern, Schwitzen, Schwindel, Entfremdungsgefühl) und Sozialphobie (Furcht vor und Vermeidung von sozialen Situationen, z. B. Sprechen oder Essen in der Öffentlichkeit).

Manische Symptome

Manische Symptome beinhalten unbegründet anhaltende Euphorie, gesteigerten Antrieb, Reizbarkeit, Größenwahn, Rededrang oder hemmungsloses und unkritisches Verhalten. Manische Symptome können leicht mit der Freude über die wieder gewonnene Mobilität des Patienten verwechselt werden. Viele Verhaltensweisen gehen jedoch über bloße Freude hinaus, z. B. wenn der Patient sinnlose Investitionen tätigt, sich anderen gegenüber distanzlos oder anzüglich benimmt oder sich exzessiv mit Dingen beschäftigt, die mit ziemlicher Sicherheit unangenehme Folgen nach sich ziehen (Spielsucht oder riskantes sexuelles Verhalten).

Aufgrund des unkritischen Verhaltens der Betroffenen sind hier vor allem die Angehörigen dazu angehalten, den Patienten genau zu beobachten und Auffälligkeiten dem behandelnden Arzt oder Psychologen mitzuteilen.

Psychotische Symptome

Psychotische Symptome sind z. B. Wahnvorstellungen (unlogische Überzeugungen, die im Widerspruch zur Realität stehen) oder Halluzinationen (visuelle, akustische Wahrnehmungen, die nicht von der Realität unterschieden werden können). Psychotische Symptome lassen sich meist durch die Anpassung von Medikamenten und Stimulation beseitigen.

Apathie

Apathie ist eine schwere Motivationsstörung. Kennzeichen sind ein verringertes zielgerichtetes Verhalten, eine verminderte Neigung Aktivitäten zu beginnen und aufrecht zu erhalten, ein gleichgültiges Verhalten gegenüber der Umwelt und eine Abschwächung des Gefühlslebens. Bei der Apathie fehlt im Unterschied zur Depression der Leidensdruck, das heißt nicht die Stimmung des Patienten ist primär beeinträchtigt. Es sind vor allem die Angehörigen, die unter der Apathie des Patienten leiden.

Störungen des Sozialverhaltens und Impulskontrollstörungen

Störungen des Sozialverhaltens werden von Angehörigen oft als Persönlichkeits- oder Wesensänderungen erlebt. Die Art und Weise, wie eine Person auf andere reagiert oder mit ihnen kommuniziert kann sich verändern, z. B. reagieren ehemals gelassene Menschen plötzlich beängstigend schnell wütend. Auch das Nichtbeachten sozialer Regeln gehört zu diesen Störungen. Darunter versteht man mangelnde Empathie, das heißt die fehlende Wahrnehmung und Beachtung der Gefühle und Bedürfnisse anderer sowie eine reduzierte Impulskontrolle (Unfähigkeit, ein gewisses Maß an Frustration oder aggressive oder sexuelle Impulse auszuhalten). Oft fehlt den Patienten die nötige Störungseinsicht, vor allem wenn zusätzlich kognitive Störungen vorliegen.

Kognitive Störungen

Kognitive Störungen sind Störungen des Denkens, Wahrnehmens, Lernens, Planens und Problemlösens. Die Mehrzahl der bisher veröffentlichten Untersuchungen zeigt ein relativ geringes Ausmaß kognitiver Störungen durch die tiefe Hirnstimulation. Kurz nach der Operation können vorübergehend Verwirrtheitszustände und Desorientiertheit auftreten.

Die am häufigsten beschriebenen kognitiven Störungen betreffen die exekutiven Funktionen. Diese sind keine intellektuellen Funktionen im engeren Sinne, sondern vielmehr Kontrollfunktionen, die für den reibungslosen Ablauf des Denkens und Problemlösens sorgen. Diese Kontrollfunktionen werden immer dann gebraucht, wenn Handlungen geplant und Ziele über mehrere Zwischenschritte hinweg verfolgt werden sollen. Bildlich kann man sich die exekutiven Funktionen wie den Dirigenten eines großen Orchesters vorstellen. Störungen der Exekutivfunktionen können tiefgreifende Beeinträchtigungen im Alltag nach sich ziehen. Folgende Beispiele verdeutlichen die Wichtigkeit von intakten exekutiven Funktionen:

Wenn man eine Urlaubsreise antreten will, müssen mehrere Aspekte hintereinander und/oder gleichzeitig bedacht werden: die Koffer mit den nötigen Utensilien packen, den Reisepass und die Flugtickets nicht vergessen, das Haus rechtzeitig verlassen, um pünktlich den Flughafen zu erreichen. Wenn sich zwischendurch noch unerwartete Ereignisse ergeben, sind die exekutiven Funktionen erst recht gefordert: wenn man auf dem Weg zum Flughafen bemerkt, dass ein wichtiges Medikament zu Hause vergessen wurde, muss man seine bestehenden Pläne ändern und flexibel Entscheidungen treffen (z. B. unterwegs bei einer Apotheke halten oder wieder umkehren?).

Exekutive Funktionen sind ebenfalls wichtig in unübersichtlichen Situationen, in denen rasch umgeplant oder nach anderen Lösungswegen gesucht werden muss, wie z. B. im Straßenverkehr.

> **!** Personen, die bereits vor der Behandlung mit der tiefen Hirnstimulation Beeinträchtigungen aufweisen, haben ein erhöhtes Risiko, nach dem Eingriff eine weitere kognitive Verschlechterung zu erleiden. Aus diesem Grund werden neuropsychologische Untersuchungen bereits vor der Operation durchgeführt.

Ursachen und Verlauf neuropsychologischer Störungen

Generell gilt, dass die erwähnten Störungen bereits bei nicht operierten Parkinson-Patienten auftreten können, also nicht direkt von der tiefen Hirnstimulation verursacht werden, sondern Teil des Krankheitsverlaufes sind oder durch Medikamente hervorgerufen werden können.

Manche neuropsychologischen Störungen hängen aber auch direkt mit den Stimulationsparametern zusammen. Diese sind reversibel, das heißt, sie bilden sich bei Absetzen oder Verringerung der Stimulation zurück. Die optimale Elektrodenlage reduziert das Risiko von stimulationsbedingten neuropsychologischen Nebenwirkungen. Diese ist daher auch hier eine wichtige Voraussetzung für eine langfristig erfolgreiche Therapie.

Kognitive Beeinträchtigungen können gelegentlich im Langzeitverlauf bestehen bleiben. Dies gilt vor allem für ältere Personen (über 70 Jahre), sowie für jene, die bereits vor der Operation kognitive Störungen aufwiesen. Diese Risikopatienten haben reduzierte neuropsychologische Reserven. Es wird angenommen, dass die kognitive Kapazität durch die stimulationsbedingten Veränderungen des Informationsflusses im Gehirn überfordert wird. Personen mit schweren psychiatrischen Vorerkrankungen können ebenfalls eine Zustandsverschlechterung erfahren. In manchen Fällen fördert die wiedererlangte motorische Kontrolle sogar eine bereits bestehende psychische Störung zutage.

Da es keine Standardeinstellungen für die tiefe Hirnstimulation gibt, muss nach dem operativen Eingriff zunächst für jeden Patienten eine maßgeschneiderte Einstellung der Frequenz, Amplitude und Impulsbreite gefunden werden. Gleichzeitig müssen die Parkinson-Medikamente reduziert werden, weil diese zum Teil überflüssig geworden sind oder Überbewegungen verursachen. Diese komplexen Umstellungsprozesse können das subjektive Befinden der Patienten erheblich stören und es kann einige Zeit (bis zu einigen Monaten) dauern bis das persönliche Gleichgewicht wieder gefunden wird.

Was ist zu tun?

Die erwähnten neuropsychologischen Symptome sind eine exemplarische Auflistung möglicher unerwünschter Nebenwirkungen. In der Praxis treten sie nur vereinzelt auf. Dennoch handelt es sich um bekannte Phänomene, die mit Hilfe eines Teams verschiedener Fachleute (Neurochirurgen, Neurologen, Psychiater, Psychologen) meist gut kontrollierbar sind. Der Familie und den engen Bezugspersonen kommt eine wichtige Rolle in diesem Prozess zu. Häufig nehmen Patienten ihre Beeinträchtigungen nicht wahr. Je früher die Anzeichen einer Verhaltensauffälligkeit erkannt wird, desto eher kann gegengesteuert und eine zusätzliche Verschlechterung verhindert werden.

Da die Einbindung in ein intaktes familiäres Umfeld ein wichtiger Schutzfaktor ist, stellen allein lebende Patienten diesbezüglich ein Risiko dar. Aus diesem Grund muss bereits im Vorfeld gemeinsam mit Ärzten und Psychologen darüber beraten werden, in welcher Form der Patient nach dem Eingriff betreut werden kann. In Frage kommen z. B. enge Bezugspersonen oder Freunde, die sich einige Zeit nach der Operation intensiver um den Patienten kümmern oder aber auch ein vorübergehender Aufenthalt in einem Pflegeheim.

Die tiefe Hirnstimulation stellt ein chirurgisches Verfahren dar. Obwohl die Methode in den vergangenen Jahren laufend verbessert und damit sicherer wurde, ist es wichtig, dass man sich auch möglicher Komplikationen und Nebenwirkungen bewusst ist. Dazu zählen Hirnblutungen oder Infektionen ebenso wie mögliche technische Probleme am implantierten Material. Daneben gibt es aber auch Nebenwirkungen, die durch die Stimulation selbst ausgelöst werden können. Die Kenntnis dieser Nebenwirkungen ist sehr wichtig. Nicht nur, um diese zu behandeln, sondern auch um sie rechtzeitig zu verhindern. Dazu kommen Störungen des Gefühlslebens, wie depressive oder manische Symptome. Daneben kann die tiefe Hirnstimulation auch negative Auswirkungen auf die Sprache haben. Auch diese Symptome sind reversibel und lassen sich durch eine genaue Anpassung der Stimulationsparameter weitgehend verhindern oder beseitigen.

Ganzheitliche Nachsorge

- *Tiefe Hirnstimulation und Medikamente*
- *Stimulationsparameter*
- *Ausbleiben der Stimulationswirkung*
- *Psychologie*
- *Physiotherapie*
- *Ergotherapie*
- *Logopädie*
- *Rehabilitationsverfahren und Kuraufenthalt*
- *Möglichkeiten und Grenzen der Behandlung* ·

In der ganzheitlichen Nachsorge nehmen neben der medizinischen Versorgung auch psychologische Betreuung, Physiotherapie, Ergotherapie und Logopädie einen wichtigen Stellenwert ein. Ziel ist es, den Betroffenen in der Zeit nach der Operation zu unterstützen sowie die wieder gewonnenen Fähigkeiten richtig einzusetzen und zu verfeinern. Im Zuge der Behandlung mit der tiefen Hirnstimulation müssen für jeden Patienten mit Bewegungsstörungen maßgeschneiderte Einstellungen der Stimulationswerte ermittelt und die Medikamente darauf abgestimmt werden.

Bis die idealen Stimulationsparameter individuell ermittelt worden sind, kann es manchmal einige Monate dauern. Viele Patienten und Angehörige, die ohnehin bereits einen langen Leidensweg hinter sich haben und hohe Erwartungen in die tiefe Hirnstimulation setzen, sind sich dessen aber nicht bewusst. Oft ist die Verzweiflung groß, wenn nicht alles sofort nach Wunsch verläuft. Patienten und Angehörige sollten daher unbedingt bereits vor der Operation über eine unter Umständen langwierige Nachsorge aufgeklärt werden.

> **!** Patienten, die mit der tiefen Hirnstimulation behandelt werden, brauchen in
> **•** den ersten Monaten nach der Operation vor allem eines: viel Geduld!

Tiefe Hirnstimulation und Medikamente

Viele Patienten, die mit der tiefen Hirnstimulation behandelt werden, haben zuvor über Jahre hinweg Medikamente in immer höheren Dosen und kürzeren Intervallen einnehmen müssen. In vielen Fällen haben die Medikamente zu Nebenwirkungen geführt. Es ist also nicht weiter verwunderlich, wenn von Seiten der Patienten der Wunsch besteht, nach der tiefen Hirnstimulation völlig auf die Medikamente zu verzichten.

Patienten, die ausschließlich wegen eines Tremors mit der tiefen Hirnstimulation behandelt werden, kommen häufig ganz ohne Zusatzmedikamente aus, weil die Tremormedikamente im Vorfeld meist ohnehin nur wenig wirksam waren.

Liegen aber neben dem Tremor noch weitere Symptome vor, kann nicht ohne weiteres auf die Medikamente verzichtet werden. Nicht alle Symptome können mit der Stimulation eines einzigen Kerns behandelt werden. So können bei der Parkinson-Krankheit rund 70 % der Gesamtsymptome mittels tiefer Hirnstimulation erfolgreich unterdrückt werden.

> **!** Einige Symptome können nicht alleine mit der tiefen Hirnstimulation behandelt werden. Dazu gehören z. B. Sprach-, Schluck- und Gangstörungen. In diesen Fällen empfiehlt es sich, zusätzlich Medikamente einzunehmen. Üblicherweise kann nach der Elektrodenimplantation die frühere Medikamentendosis auf die Hälfte oder ein Viertel reduziert werden. Nur ein kleiner Teil der operierten Patienten kann vollständig auf Medikamente verzichten.

Die Medikamentendosis ist im Einzelfall auf die tiefe Hirnstimulation abzustimmen. Diese bewirkt nämlich in der Regel, dass Patienten wesentlich empfindlicher auf die Medikamente reagieren. Es ist, vor allem kurz nach der Operation, darauf zu achten, dass Patienten nicht zu viele Medikamente erhalten, da sie zu starken Nebenwirkungen (z. B. Überbewegungen) führen können.

Da die Parkinson-Erkrankung trotz tiefer Hirnstimulation fortschreitet, ist bei vielen Patienten im Laufe der Zeit eine Erhöhung der Medikamentendosis erforderlich.

Stimulationsparameter

In diesem Buch ist oft von Stimulationsparametern die Rede. Was versteht man darunter?

Die Stromimpulse, die zur tiefen Hirnstimulation verwendet werden, sind Rechteckimpulse. Ein Rechteck hat zwei Kanten, eine Höhe und eine Breite. Die Höhe ist die Stärke des Stroms, dieser kann in Volt (spannungskonstante Systeme) oder in Milliampere (stromkonstante Systeme) ausgedrückt werden. Die Breite des Rechtecks bestimmt die Zeit (das heißt, die Zeit, wo die Stimulation aktiv ist). Die Anzahl der Rechtecke in der Zeiteinheit, also pro Sekunde, bestimmt die Frequenz der Stimulation.

Dem Einstellen der Simulationsparameter kommt eine zentrale Rolle zu. Die richtige Einstellung der Parameter ist mindestens genauso wichtig wie eine gut durchgeführte Operation. Es gilt die Stromwerte optimal auf die Bedürfnisse des Patienten anzupassen.

Das Einstellen der Stimulationsparameter wird vom Arzt durchgeführt, der dafür ein spezielles Programmiergerät verwendet. Dieses Programmiergerät wird an den Impulsgeber gehalten und kann selbst durch die Kleidung mit ihm kommunizieren. Es folgt die Austestung verschiedener, systematischer Einstellungsmöglichkeiten, bis die individuell besten Parameter ermittelt sind. Dieser Vorgang kann einige Zeit in Anspruch nehmen. Der Vorgang ist schmerzfrei, es können aber für kurze Zeit Gefühlssensationen auftreten.

Das Ziel der Stimulation ist eine Verbesserung der Beweglichkeit. Wird diese übertrieben, so treten zum Beispiel Überbewegungen auf. Der Mediziner bezeichnet dies als Dyskinesien. Es können auch unangenehme Empfindungen, genannt Dysästhesien, auftreten. Oft verschwinden diese aber nach kurzer Zeit. Ist das nicht der Fall und sind diese störend, so muss die Stimulationsstärke reduziert werden.

Augenbewegungsstörungen sind, vor allem beim Erhöhen der Stimulation, nicht selten. Auch hier kommt es relativ rasch zu einer Anpassung, so dass dies nicht mehr bemerkt wird oder gar stört. Man kann durch die Stimulation auch einen paradoxen Effekt haben. Das ist dann der Fall, wenn die Stimulation einen gewissen Maximalwert überschreitet. Es werden dann angrenzende Regionen mitstimuliert, die durchaus auch die Symptome verstärken können. Selbst die posturale Stabilität und der Gang können darunter leiden. Auch die Sprache kann sich verschlechtern.

Eine sehr genaue Beobachtung dieser Symptome ist wichtig, nur so kann eine entsprechende Anpassung erfolgen. Die korrekte Einstellung der Stimulationsparameter erfordert sehr viel Erfahrung und vor allem die Kenntnis der genauen Lage der Elektroden. Nur so kann ganz gezielt eingestellt werden.

Eine schleichende Nebenwirkung der Stimulation ist die gar nicht so seltene Gewichtszunahme. Die Patienten merken das nur sehr allmählich. Einer der Gründe für diese Gewichtszunahme ist oft der Wegfall der vorher bestandenen Dyskinesien, das heißt, der Patient bewegt sich nicht mehr so stark und nimmt daher an Gewicht zu. Gleichzeitig gibt es aber auch Hinweise, dass die Stimulation direkt eine Wirkung auf den Appetit und somit auf die Nahrungsaufnahme und in der Folge auch auf das Gewicht hat.

Bei der Stimulation des Globus pallidus internus finden sich oft optische Sensationen durch die Stimulation der Sehbahn. Der Patient empfindet das als Flimmern, der Arzt spricht von Flimmerskotom. Einerseits ist diese Nebenwirkung hilfreich, wenn es darum geht zu bestätigen, dass die Elektrode korrekt liegt, anderseits gilt es, diese Flimmerskotome möglichst gering zu halten. Auch hier ist eine aktive Mitarbeit des Patienten hilfreich, da dieser dem Arzt gut darüber Auskunft geben kann.

Während verschiedene Stimulationseinstellungen ausprobiert werden, kann es zu vorübergehenden Missempfindungen kommen, wie Taubheit oder Kribbeln, in den Händen, Schwindelgefühl und Gleichgewichtsstörungen, Doppelbilder, Sprachverschlechterung oder Muskelzuckungen. Diese Symptome legen sich aber meist rasch, sobald die richtigen Stimulations- und Medikamenteneinstellungen gefunden sind. Das Ermitteln der besten Einstellung kann nur durch die aktive Mitarbeit des Patienten erfolgen. Dieser gibt dem Arzt wertvolle Hinweise, indem er sowohl positive, als auch negative Effekte der tiefen Hirnstimulation rückmeldet. Der Einsatz von Bewegungskalendern und Tagebüchern hat sich im längeren Verlauf als hilfreich erwiesen.

Leider kommt es in der Praxis allzu oft vor, dass die Einstellung der stimulierten Person nach dem so genannten Versuch-und-Irrtum-Prinzip (englisch: „trial and error") erfolgt. Wenn man die Anzahl der mathematischen Möglichkeiten von Kombinationen einzelner Parameter bedenkt, kommt man leicht auf über tausend Möglichkeiten. Würde man jede Option mehrere Minuten ausprobieren, so würde dies Tage dauern. Also ist Systematik angesagt! Diese beginnt bei der exakten Kenntnis der Elektrodenlage. Viele Krankenhäuser führen daher nach der Operation eine kernspin- oder computertomographische Untersuchung durch, auf welcher die Einstellungen dann später aufbauen. Es werden zunächst die Pole verwendet, die im Zentrum der Struktur liegen und die Stromparameter allmählich angepasst. Am einfachsten funktioniert das mit der Spannung (oder mit dem Strom bei stromkonstanten Geräten). Damit lässt sich die Größe des elektrischen Feldes und somit nach und nach der gesamte Zielbereich beeinflussen. Die Impulsbreite hat nur einen geringeren Stellenwert, Veränderungen an diesem Parameter können auch sehr hilfreich sein. Gleiches gilt für die Frequenz.

Leider treten die Ergebnisse nur in seltenen Fällen sofort auf, so dass meist einige Minuten gewartet werden muss, um eine vernünftige Einschätzung des therapeutischen Effektes vornehmen zu können. Die Einstellung der Parameter ist daher eine zeitaufwändige Angelegenheit und fordert vom Arzt, aber auch von Patienten und Angehörigen eine Menge Zeit und Geduld. Aber nicht nur Geduld ist erforderlich, sondern auch Erfahrung seitens des Programmierers. Es müssen Nebenwirkungen genau beobachtet und wenn sie auftreten, auch korrekt verstanden und interpretiert werden, um entsprechend gegen zu regulieren. Es geht darum, einen guten·motorischen Effekt zu erzielen, aber gleichzeitig möglichst wenig „Kollateralschäden" zu erzeugen. Gemeint ist damit, man soll nur die Zielstruktur erreichen ohne Nachbarstrukturen zu reizen. Besonders schwierig wird es dann, wenn die Elektrode nicht genau im Zentrum liegt. Diese Ungenauigkeit muss mit einem höheren elektrischen Feld ausgeglichen werden. Entsprechend höher sind dann meist auch die Nebenwirkungen.

> **!** Je genauer die Elektrode im Zielgebiet liegt, desto effizienter kann die Therapie durchgeführt werden und desto weniger stimulationsbedingte Nebenwirkungen treten auf. Außerdem kann das elektrische Feld klein gehalten und die Lebensdauer der Batterie verlängert werden.

Aus unserer Erfahrung wissen wir, dass bei abnormer Elektrodenlage ein „Fading-Effekt" (englisch: nachlassen) auftritt. Das heißt, durch die Umstellung der Parameter kommt es zwar zu einer kurzfristigen Verbesserung der motorischen Symptome, diese lässt aber bald wieder nach. Das elektrische Feld ist also nicht in der Lage eine nachhaltige Beeinflussung der Zielstruktur zu erreichen. Ist eine solche ungünstige Elektrodenlage bekannt, empfiehlt sich eine Korrektur in Form einer neuerlichen Operation.

Für die Einstellung der Stimulationsparameter ist eine genaue Beschreibung und Definition der Zielsymptome sehr wichtig, weil man nur so entsprechend anpassen kann. So verlangt ein Tremor zum Beispiel nach mehr Stimulation, während Dyskinesien, also Überbewegungen, eine Verringerung der Stimulationsparameter erforderlich machen. Nicht selten werden Tremor und Dyskinesien miteinander verwechselt, da es sich in beiden Fällen um heftige Bewegungen handelt. Der therapeutische Handlungsbedarf ist in diesen Fällen aber entgegengesetzt! Die Fehlinterpretation dieser Symptome kann daher leicht zu einer falschen Reaktion führen. Nicht selten kommt es auch vor, dass Patienten durch Dyskinesien zappelnde Beine haben und dadurch zu Sturz kommen. Das wird dann fälschlicherweise als nicht ausreichende Stimulation gedeutet. Eine Erhöhung der Stimulation würde hier jedoch eine Verstärkung der Symptome hervorrufen.

> **!** Der Tremor ist eine rhythmische Bewegung, wie sie bei der Parkinson-Krankheit relativ häufig vorkommt. Sie entsteht durch Entladungen im Bereich der Basalganglien. In erster Linie sind die Hände, manchmal aber auch die Beine, der Kopf oder die Lippen betroffen. Bei Patienten mit tiefer Hirnstimulation ist der Tremor meist Ausdruck einer nicht ausreichenden Therapie. In der Regel kann dieses Symptom durch eine Erhöhung der Stimulationsspannung behoben werden.
> Überbewegungen sind Ausdruck einer zu guten Beweglichkeit, ein Plus an Bewegung sozusagen. Sie sind genau das Gegenteil von der Bradykinese, also

der Bewegungsarmut. Treten Überbewegungen bei Patienten mit tiefer Hirnstimulation auf, ist dies meist Ausdruck einer zu hohen Stimulationseinstellung. Eine Verringerung der Stimulationsspannung beseitigt meist auch die Überbewegungen. Selbstverständlich muss in diesem Zusammenhang auch die Medikamenteneinstellung berücksichtigt werden. Erfahrungsgemäß reagieren Patienten unter Stimulation meist empfindlicher auf Medikamente als Patienten ohne Stimulation.

Ausbleiben der Stimulationswirkung

So störend die Nebenwirkungen der Stimulation auch sein mögen, so hilfreich können sie beim Erkennen von Fehlern sein. Läuft alles gut und der therapeutische Effekt ist zufriedenstellend, so wird man versuchen die Nebenwirkungen durch geschicktes Einstellen der Stimulationsparameter so niedrig wie möglich zu halten. Funktioniert das System aber nicht und treten auch unter maximaler Steigerung der Stimulation keine Nebenwirkungen auf, so muss von einem Systemdefekt ausgegangen werden. Insofern können die Nebenwirkungen im Zweifelsfall auch diagnostisch genützt werden.

Psychologie

Psychische Auffälligkeiten sind, wie bereits beschrieben, vor allem bei der subthalamischen Stimulation (Parkinson-Krankheit) nicht selten. Meist sind diese Störungen aber nur vorübergehend. Dennoch ist in diesem Fall eine enge Zusammenarbeit von Psychologen, Psychiatern, Neurologen und Neurochirurgen von großer Wichtigkeit. Denn auch ansonsten problemlose Verläufe bergen die Gefahr von Anpassungsstörungen, speziell im familiären Umfeld. Die Symptomreduktion verbessert die Mobilität und Autonomie des Patienten und erfordert eine Neustrukturierung der eingespielten Rollenverhältnisse und des Alltags. Familiäre Konflikte sind daher nicht selten. Die psychologische Unterstützung sollte sich daher nicht nur auf den Betroffenen konzentrieren, sondern auch dessen Angehörige einbeziehen.

Physiotherapie

Durch die Stimulation kommt es unmittelbar nach der Operation zu einer erheblichen Umstellung der Bewegungsabläufe und -möglichkeiten. Durch den Setzeffekt lassen die motorischen Symptome kurzfristig nach. Wird die Stimulation dann eingeschaltet nimmt dieser positive Effekt weiter zu. Alle die Bewegungen werden möglich, die so lange durch die Parkinson-Krankheit verhindert waren. Ähnlich einem Kleinkind, das zwar alles bewegen kann und trotzdem immer wieder hinfällt, geht es jetzt darum, die Bewegungsabläufe wieder neu zu erlernen und diese im Gehirn abzuspeichern. Der Mediziner spricht dann von „Engrammen". Geschicklichkeit und Körperhaltung, die typischerweise bei der Parkinson-Krankheit gestört sind, müssen wieder verbessert und trainiert werden.

Die Physiotherapie dient der gezielten Unterstützung der Beweglichkeit sowie dem Ausgleich verbleibender motorischer Störungen. Die tiefe Hirnstimulation ermöglicht eine Verbesserung der Mobilität und erleichtert die Ausführung von grob- und feinmotorischen Bewegungen, die bei vielen aufgrund der körperlichen Beeinträchtigungen über Jahre hinweg nicht mehr richtig durchgeführt werden konnten. Um das gesamte Potenzial der tiefen Hirnstimulation ausschöpfen zu können, müssen diese Bewegungsfolgen mit Hilfe der Physiotherapie wieder neu erlernt werden.

Bei Parkinson-Patienten sprechen das Zittern, die Muskelsteifigkeit sowie die Bewegungsverlangsamung sehr gut auf die tiefe Hirnstimulation an. Physiotherapie ist aber auch deswegen sinnvoll, da die tiefe Hirnstimulation nur begrenzte Effekte auf die Haltungs- und Gangstörungen hat. Die Erleichterung der Bewegungsabläufe kann bei gangunsicheren Patienten sogar zu einer erhöhten Fallneigung führen. Die Körperhaltung, das Gleichgewicht, die Überwindung von Starthemmungen und dem Freezing beim Gehen sind weitere Schwerpunkte, mit denen sich die Physiotherapie befasst.

Ergotherapie

In der Ergotherapie werden vor allem die Bewegungsabläufe von feinmotorischen Alltagstätigkeiten optimiert. Auch hier gilt es automatisierte Bewegungen neu einzuüben und zu harmonisieren. Durch

die Durchführung spezieller Übungsprogramme werden krankheits-
bedingte Fehlsteuerungen und -haltungen korrigiert. Tremor-Patienten sollten nach der tiefen Hirnstimulation ihre wieder erlangte
Geschicklichkeit beim Schreiben, Essen oder der Körperpflege verbessern. Die Beweglichkeit kann daher mit verschiedenen Werktech-
niken und Arbeitsmaterialien geübt werden (Tonarbeiten, Seidenma-
lerei oder Körbe flechten).

Logopädie

Die Logopädie beschäftigt sich mit Stimm-, Sprech- und Schluckstörungen. Die leise und monotone Sprache sowie die Probleme beim
Schlucken, unter denen viele Parkinson-Patienten leiden, lassen sich
von der tiefen Hirnstimulation kaum beeinflussen. Die tiefe Hirnstimulation kann diese Probleme sogar verstärken.

Logopädische Übungen sind dann notwendig, wenn die Kommu-
nikationsfähigkeit der Patienten eingeschränkt ist. Bei Parkinson-
Patienten wird auf eine bessere Koordination von Atmung und Stim-
meinsatz, auf die Akzentuierung der Sprechmelodie sowie auf die
Behandlung von Schluckstörungen abgezielt. Es gibt verschiedene
Berufsgruppen, die mit unterschiedlichen Zugängen diese Störungen
behandeln. Dazu gehören neben den Logopäden auch Sprachthera-
peuten und Neurolinguisten.

Patienten mit Tremor, die mit thalamischer Stimulation behandelt
werden, entwickeln unter hoher Stimulationsspannung Sprechpro-
bleme. Meist muss aber gar nicht so hoch stimuliert werden, um das
Zittern unter Kontrolle zu bekommen.

Es gibt unterschiedliche Ursachen, warum sich die Sprache unter
der Stimulation verschlechtern kann. Einerseits kann die Stimulation direkt auf eine Bahn wirken, die Sprachstörungen verursacht.
Dieser Effekt ist unmittelbar von der Höhe der Stimulation abhängig. Erhöht man die Stimulation, kommt es zu einer verwaschenen
Sprache, reduziert man sie, wird die Sprache wieder normal.

Es gibt aber auch Patienten, bei denen die tiefe Hirnstimulation
keine Sprachstörung hervorruft, jedoch auch keine Verbesserung bewirken kann. Die Medikamentenreduktion, die häufig nach der tiefen Hirnstimulation erfolgt, kann bei diesen Patienten allerdings ne-

gative Auswirkungen haben, da diese zuvor einen günstigen Effekt auf die Sprache hatten.

Ein interessanter Ansatz zur Verbesserung der Sprache ist die nach Lee Silverman benannte Therapie. Diese zielt vor allem auf die Erhöhung der Sprech-Lautstärke ab und versucht so, die Verständlichkeit der Sprache zu verbessern. Es geht dabei nach dem Motto „All you need is loud" („alles, was du brauchst, ist laut"). Es hat sich gezeigt, dass intensives Stimmtraining auch zu einer deutlichen Verbesserung anderer Funktionsbereiche des Sprechens, wie der Atmung, der Aussprache und der Satzmelodie, führt.

Rehabilitationsverfahren und Kuraufenthalt

Ob ein Rehabilitationsverfahren dem Patienten nach der Operation zu empfehlen ist, muss individuell entschieden werden und soll kein Automatismus sein. Viele Patienten profitieren davon, andere wiederum bevorzugen es, ambulante Therapien in Anspruch zu nehmen. Entscheidet man sich für einen Kuraufenthalt, so ist darauf zu achten, dass das Rehabilitationszentrum über ausreichend Erfahrung im Umgang mit diesen Patienten verfügt und auch in der Lage ist, gegebenenfalls Überprüfungen und sinnvolle Anpassungen der Stimulationsparameter vorzunehmen.

> **!** Unter stationären Bedingungen lassen sich Tagesschwankungen besser erfassen und auch die Gruppendynamik unter den Patienten spielt eine wichtige Rolle.

Möglichkeiten und Grenzen der Behandlung

Wegen der guten therapeutischen Wirkung der tiefen Hirnstimulation auf die motorischen Hauptsymptome der Parkinson-Krankheit, kommt es immer wieder vor, dass die Grenzen der Behandlung verkannt werden. Die wichtigste, wenn nicht ausschließliche Wirkung der tiefen Hirnstimulation, ist die Blockade einer überaktiven Struktur, und damit das Auflösen eines dadurch bedingten Symptoms wie Tremor, Rigor oder Dystonie. Die Krankheit kann mit der tiefen Hirnstimulation aber nicht geheilt werden! Eventuell kann der

Krankheitsverlauf verlangsamt werden, schlüssige wissenschaftliche Beweise gibt es aber hierfür noch nicht.

> **!** Das Implantat ist als Heilbehelf zu verstehen, der hilft Symptome zu überwinden. Hinzu kommen positive Folgewirkungen, sozusagen therapeutische Kaskaden. Beispiel: wenn der Nucleus subthalamicus mittels tiefer Hirnstimulation blockiert wird, löst sich die Steifigkeit im Bein. Dadurch kann eine verbesserte Beweglichkeit der Beine erreicht werden und in weiterer Folge ist auch das Gehen leichter möglich. Der Patient wird wieder vermehrt spazieren gehen und sich plötzlich auch wieder unter Leute begeben. Die Angst, in aller Öffentlichkeit „einzufrieren", verschwindet und die emotionale Befindlichkeit steigt. Treten aber gleichzeitig Knieschmerzen auf, z. B. verursacht durch Arthrose am Kniegelenk, so kann hier mit tiefer Hirnstimulation nicht geholfen werden. Dies ist ein Fall für die Orthopädie. Die Behandlung muss unabhängig von der tiefen Hirnstimulation erfolgen.
>
> Die tiefe Hirnstimulation schützt weder vor anderen Erkrankungen, noch sollte sie vor anderen Therapien schützen. Das klingt zwar logisch, entspricht aber nicht immer der Realität. Leider allzu oft werden Patienten mit tiefer Hirnstimulation mit dem Hinweis, „sie haben ja so ein Ding im Kopf" von anderen Therapien ferngehalten. Das ist falsch, denn die tiefe Hirnstimulation soll eine Behinderung nehmen und nicht zu einer neuen Art der Behinderung führen!

Die tiefe Hirnstimulation führt zu keiner Heilung der Krankheit. Sie ist lediglich eine wirksame Behandlung der Symptome. Daneben benötigen die Patienten auch weiterhin Medikamente. Physikalische Maßnahmen müssen individuell auf die Bedürfnisse des Patienten abgestimmt werden. Liegt eine Sprachstörung vor, so ist logopädische Hilfe zielführend. Auch die Psychologie ist oft gefragt. Rehabilitationsverfahren stellen außerdem eine wertvolle Hilfe dar.

Tiefe Hirnstimulation im Alltag

— *Häufig gestellte Fragen zum Alltag*

D ie meisten Patienten beschäftigt die Frage, ob nach der Operation Einschränkungen oder Vorsichtsmaßnahmen zu beachten sind. Im Allgemeinen ist diese Frage mit NEIN zu beantworten. Auch hier gilt: durch die Operation soll eine Behinderung beseitigt und keine neue geschaffen werden. Es sind allerdings einige Punkte zu beachten, die im Folgenden beschrieben werden.

Häufig gestellte Fragen zum Alltag

Gibt es Einschränkungen bei medizinischen Untersuchungen?

Die meisten medizinischen Untersuchungen und Heilverfahren können ohne Einschränkungen durchgeführt werden. Ein paar Ausnahmen gibt es allerdings doch. Zu bedenken ist, dass nach der Operation keine kernspintomographischen Untersuchungen (MR) mehr möglich sind. Unter gewissen Bedingungen gibt es zwar Ausnahmen von dieser Regel. Dies aber hier aufzulisten und zu erklären würde den Rahmen des Buches sprengen. Im Zweifelsfall sollten sich die Patienten direkt mit dem behandelnden Krankenhaus in Verbindung setzen oder, noch besser, der Arzt, der die Kernspintomographie durchführen lassen möchte. Das verkürzt die Wege und vermeidet Missverständnisse. Der Grund für diese Einschränkung ist, dass die Kernspintomographie starke elektromagnetische Felder erzeugt, die sowohl mit dem Impulsgenerator als auch mit den implantierten Elektroden und Verlängerungskabeln interagieren können. Das kann zur Erhitzung oder gar zur Zerstörung des Impulsgenerators einerseits oder zur Erzeugung von elektrischen Strömen in den Verlängerungskabeln andererseits führen. Entstehen derartige Ströme so können die zu Stromschlägen an den Nervenzellen führen, was sehr unangenehm ist. Darüber hinaus kann sich die Elektrode aber auch erwärmen und eine lokale Zerstörung des Hirngewebes erzeugen.

Auch Geräte, die zur lokalen Erwärmung in der physikalischen Medizin eingesetzt werden und nach dem Hochfrequenzprinzip arbeiten, können gefährlich sein (Diathermie). Diese erzeugen ebenfalls starke elektromagnetische Felder. Es wird daher auch vor diesen ausdrücklich gewarnt. Um Missverständnisse zu vermeiden: die in der alternativen Naturheilkunde immer wieder gepriesenen Magnetfeldmatten sind völlig unbedenklich.

Probleme kann es bei der Ableitung des Elektrokardiogramms (EKG) geben, da die Systeme zur tiefen Hirnstimulation hochfrequente elektrische Impulse erzeugen, die das EKG-Bild stören können. Moderne EKG-Geräte tragen dieser Tatsache Rechenschaft und filtern diese Frequenz einfach heraus. Ist das nicht der Fall, so ist die Lösung einfach: kurzfristiges Ausschalten des Impulsgebers mit dem tragbaren Patientensteuergerät. Das ist einer der Gründe, warum jeder Patient ein solches Gerät besitzen sollte.

> **!** Bei geplanten anderen operativen Eingriffen ergeben sich auch manchmal Fragen bezüglich der Systeme zur tiefen Hirnstimulation. Diese Fragen sollten immer von Arzt zu Arzt besprochen werden. Nur wenn das nicht möglich ist, sollte der Patient die Rolle des Mittelsmanns übernehmen.
> Dem Patienten sollten möglichst nicht durch die tiefe Hirnstimulation irgendwelche medizinischen Möglichkeiten verwehrt bleiben!

Muss der Impulsgeber immer eingeschaltet bleiben?

Die meisten Patienten benötigen eine ununterbrochene Stimulation. Manchmal ist es erforderlich, den Impulsgeber auszuschalten, etwa bei bestimmten medizinischen Untersuchungen. Generell gilt aber: sofern nicht anders vom Arzt verordnet, sollte die Behandlung mit der tiefen Hirnstimulation nicht unterbrochen werden!

Wie häufig erfolgen die Nachkontrollen?

In den ersten Monaten nach der Operation müssen häufige Anpassungen der Stimulationsparameter und der Medikamente durchgeführt werden, bis die individuell besten Einstellungen ermittelt sind. In den ersten sechs Monaten sind also häufige Kontrolltermine im implantierenden Krankenhaus erforderlich. Sobald dieser Prozess abgeschlossen ist, sind Routinekontrollen nur mehr im Halbjahres- oder Jahresabstand nötig. Die Grunderkrankung kann mit der tiefer Hirnstimulation nicht aufgehalten werden, die Methode erlaubt aber Anpassungen, wenn die Erkrankung fortschreitet.

Neben der neurochirurgischen ist aber auch die neurologische Nachsorge besonders wichtig. Nach der Operation können die Medikamente zwar erheblich reduziert werden, ein völliger Medikamentenverzicht ist aber in den meisten Fällen nicht möglich. Die tiefe Hirnstimulation kann zwar viele, aber eben nicht alle Parkinsonsymptome kontrollieren. Ein regelmäßiger Besuch beim Neurologen ist daher unbedingt erforderlich!

Wann und wie oft muss der Impulsgeber getauscht werden?

Auf diese Frage gibt es keine pauschale Antwort, da die Lebensdauer des Impulsgebers von unterschiedlichen Faktoren abhängt. Im Durchschnitt hält der Impulsgeber drei bis fünf Jahre, aber je höher stimuliert wird, desto schneller wird ein Tausch erforderlich. · Die nachladbaren Systeme müssen selbstverständlich wesentlich seltener ausgewechselt werden. Bei den nicht-nachladbaren Systemen ist die regelmäßige Kontrolle des Batteriestandes mit dem Patientensteuergerät erforderlich, um einen rechtzeitigen Tausch vorhersehen zu können.

Es wird übrigens nur der Impulsgeber getauscht und nicht die Hirnelektroden oder Verlängerungskabel!

Gibt es Einschränkungen bei der Benutzung elektrischer Geräte?

Der direkte Kontakt mit Hochspannungsleitungen und starken Stromgeneratoren sollte vermieden werden, allerdings gilt das auch für nicht operierte Personen ...

Nein, Spaß beiseite, prinzipiell ergibt sich aus der Präsenz des Systems zur tiefen Hirnstimulation keine Einschränkung im täglichen Umgang mit elektrischen Geräten.

Sehr starke Magnetfelder können die Funktion des Systems beeinträchtigen. Im Alltag haben die meisten Patienten aber kaum Kontakt zu derart starken elektromagnetischen Feldern. Einzig von der Benutzung **elektrischer Schweißgeräte** wird abgeraten. Auch vor dem Aufenthalt vor sehr starken Radarstationen wird gewarnt.

Handelsübliche Geräte wie Mikrowelle, Fernseher, Radio, Mobiltelefon, Computer und sonstige Haushaltsgeräte können bedenkenlos verwendet werden. In Geschäften können Diebstahlsdetektoren problemlos passiert werden.

Prinzipiell gilt, die Implantate sind aus Metall, entsprechend wird auch jeder Metalldetektor, zum Beispiel an den Sicherheitsschleusen an Flughäfen, ausschlagen und Alarm geben. Patienten mit tiefer Hirnstimulation teilen da ihr Schicksal mit den zahlreichen Trägern von metallischen Implantaten wie künstlichen Hüftgelenken, Kniegelenken, Herzschrittmachern usw. Aber man sollte sich dadurch nicht vom Reisen abhalten lassen. Jeder Patient sollte einen Implantatepass erhalten, dieser enthält genaue Informationen über das verwendete System.

Sollen bestimmte Sportarten vermieden werden?

Die meisten Sportarten können nach der Operation wieder ausgeübt werden. Eine regelmäßige körperliche Betätigung ist sogar sehr empfehlenswert. Es gibt aber Sportarten, bei denen extreme Kräfte auf den Körper einwirken. Beim Boxen beispielsweise könnte ein direkter Schlag auf das Implantat gerade bei Patienten mit geringer Unterhautfettschicht zu einer Beschädigung des Gerätes führen. Ähnliches gilt für den Jäger, würde er zum Beispiel mit dem Rückschlag des Gewehrs beim Schießen direkt das Implantat treffen. Es gibt aber bisher keine Berichte über Komplikationen mit den Implantaten im Rahmen von sportlichen Betätigungen.

Ist es nach der Operation noch möglich, ein Bad zu nehmen und schwimmen zu gehen?

Diese Frage ist auf jeden Fall mit Ja zu beantworten, sofern alle Narben verheilt sind. Da sich das System zur tiefen Hirnstimulation vollständig unter der Haut befindet, sind Schwimmen und Baden kein Problem. Das tragbare Patientensteuergerät ist allerdings nicht wasserfest und sollte trocken gehalten werden.

Dürfen Patienten mit tiefer Hirnstimulation ein Fahrzeug lenken?

Ziel der tiefen Hirnstimulation ist es wieder Normalität in das tägliche Leben zu bringen. Viele Patienten berichten, dass sie nach der

Operation erstmals wieder selber Auto fahren konnten. Es gibt keinen Grund, warum die tiefe Hirnstimulation die Fahrtüchtigkeit vermindern sollte. Folgende Aspekte sollen allerdings beachtet werden:

- Viele Patienten sind aufgrund ihrer Erkrankung jahrelang nicht selbst hinter dem Steuer gesessen und daher aus der Übung gekommen. Ein kleines Fahrtraining ist sicherlich hilfreich.
- Oft wird im Anschluss an die tiefe Hirnstimulation eine radikale Umstellung der Medikamente vorgenommen. Diese neue Dosierung könnte, unabhängig von der tiefen Hirnstimulation, die Fahrtüchtigkeit beeinträchtigen. Vorsicht ist daher angesagt!
- Es kommt nicht selten vor, dass Patienten mit tiefer Hirnstimulation kurz nach der Operation den Eindruck haben, sie könnten „Bäume ausreißen". Diese euphorischen Zustände, in leichter Ausprägung „hypoman" genannt, können den Fahrstil negativ beeinflussen. Längere Autofahrten ohne Pausen sollten am Anfang vermieden werden. Auch Ratschläge von Familienmitgliedern sollten ernst genommen werden.
- Im Zweifelsfall hat sich auch bewährt, einige Fahrstunden unter der Anleitung eines professionellen Fahrlehrers zu nehmen, um damit eine aussagekräftige Information über die tatsächlichen Fahrkünste zu erhalten.

Wirkt sich die tiefe Hirnstimulation auch auf die Stimmung aus?

Nach der Elektrodenimplantation reduzieren sich die motorischen Symptome bei Parkinson-Patienten erheblich und viele Betroffene erleben darüber hinaus positive Auswirkungen auf Stimmung und Wohlbefinden. So berichten beispielsweise Parkinson-Patienten von Verbesserungen der Kommunikation, des Konzentrationsvermögens und der sozialen und emotionalen Lebensbereiche. Patienten mit essenziellem Tremor beschreiben sich als kontaktfreudiger, aktiver und weniger ängstlich. Vor allem kurz nach der Operation reagieren viele Patienten mit Freude auf die eindrucksvolle motorische Verbesserung und fühlen sich, als sei ihnen ein zweites Leben geschenkt worden. Die Reduktion der körperlichen Beeinträchtigungen und die gleichzeitige Steigerung von Lebensqualität und Wohlbefinden stellen den Idealfall dar. Es klingt eigentlich logisch: weniger störende körperliche Symptome ist gleich bessere Lebensqualität. Ganz so einfach ist es aber nicht. Immer wieder kommt es vor, dass Patienten trotz motorischer Verbesserungen keine Steigerung des subjektiven Wohlbefindens erleben und dementsprechend enttäuscht reagieren. Wie kann es zu solch widersprüchlichen Konstellationen kommen?

Der wahrscheinlich wichtigste Grund für die fehlende Verbesserung des Wohlbefindens trotz motorischer Verbesserung ist eine unrealistische Erwartungshaltung an den Eingriff. Da es sich meist um schwerstbeeinträchtigte Patienten handelt, die eine lange Leidensgeschichte hinter sich haben, sind die Erwartungen an die tiefe Hirnstimulation teilweise sehr hoch. Es ist daher wichtig, dass das Behandlungsteam den Betroffenen und deren Angehörigen bereits vor der Operation eine angemessene Vorstellung vom möglichen Behandlungserfolg vermittelt. Dazu gehört auch, über Risiken zu informieren und auf die Grenzen der Wirksamkeit des Verfahrens hinzuweisen. Generell sollte die Familie in den Entscheidungsprozess zur Operation einbezogen werden.

Die Neurostimulation kann bei Parkinson-Patienten das Zittern, die Muskelsteifigkeit und die Bewegungsverlangsamung gut kontrollieren. Weniger gut sprechen hingegen die „axialen" Symptome auf die tiefe Hirnstimulation des Nucleus subthalamicus an.

> **!** Axiale Symptome der Parkinson-Erkrankung sind jene Beeinträchtigungen, die
> • entlang der Körperachse auftreten. Dazu gehören die Gangunsicherheit, die
> Sprache und das Schlucken. Axiale Symptome sprechen nur begrenzt auf die
> tiefe Hirnstimulation an.

Unter subthalamischer Stimulation kann bei Parkinson-Patienten höchstens der beste On-Zustand der Medikamente erreicht werden, eine allgemeine Verjüngungskur ist aber ausgeschlossen, das heißt eine Beweglichkeit wie in jungen Jahren kann nicht erreicht werden.

Wie wirkt sich die tiefe Hirnstimulation auf die soziale und familiäre Situation aus?

Die Behandlung mit der tiefen Hirnstimulation ermöglicht den Patienten meist wieder ein weitgehend normales Leben zu führen. Dennoch ist es oft gar nicht so leicht mit der wieder erlangten Kontrolle und Autonomie konstruktiv umzugehen, wenn man jahrelang mit schweren körperlichen Beeinträchtigungen leben musste. Aus der Epilepsiechirurgie ist dieses Phänomen unter „burden of normality" (das heißt die Last der Normalität) bekannt. Wenn die Symptome, unter denen die Patienten vor der Operation so sehr gelitten haben, plötzlich schwächer werden oder sogar verschwunden sind, müssen die Betroffenen erst lernen, die wieder gewonnene Freiheit zu nutzen. Ohne ihre unliebsamen, aber gewohnten Behinderungen, nach denen sie ihr Leben ausgerichtet haben, sind manche Patienten verunsichert, übernehmen keine neuen Aufgaben oder Verantwortungen mehr und flüchten sich in Vermeidungsverhalten.

Im sozialen Gefüge der Patienten, allen voran in der eigenen Familie, müssen die Rollen aller Betroffenen neu definiert werden, wenn ein ehemals abhängiges Familienmitglied plötzlich wieder für sich selbst sorgen kann.

In traditionellen Familien kann es z. B. für das so genannte Familienoberhaupt schwer zu akzeptieren sein, krankheitsbedingt Kontrolle abgeben zu müssen und auf fremde Hilfe angewiesen zu sein. Gleichzeitig müssen Ehepartner, die vor der Krankheit nur wenig Entscheidungsfreiheit und Mitspracherecht hatten, ebenfalls eine neue, ihnen unbekannte Rolle einnehmen. Dies birgt ein erhebliches Konfliktpotenzial. Bisher wurden die meisten Patienten erst dann operiert, wenn sie und ihre Angehörigen bereits eine lange Krankheitsdauer hinter sich hatten. Im Zuge dessen entwickelten sich neue, der Krankheit mehr oder weniger gut angepasste Beziehungsmuster. Unterziehen sich diese stark beeinträchtigten Personen dann der tiefen Hirnstimulation, beginnt der „Kampf" um die Rollenverteilung innerhalb der Familien erneut. Die alten Beziehungsmuster passen nun nicht mehr zu der wieder erlangten Mobilität und Selbstständigkeit der Patienten. Wenn es den Beteiligten nicht mehr gelingt eine ausreichende Anpassung an die neue Situation zu erreichen, besteht die Gefahr, dass die ohnehin krisengebeutelten Beziehungen in die Brüche gehen.

Aus diesen Gründen wird in manchen Studien von Patienten berichtet, die nach der tiefen Hirnstimulation trotz hervorragender Symptomverbesserung, nicht mehr in ein normales Leben eingegliedert werden können. Es wird daher immer wieder diskutiert, ob bereits in früheren Krankheitsstadien operiert werden soll und nicht erst, wenn die medikamentöse Behandlung ausgeschöpft ist und die sozialen und beruflichen Lebensbereiche bereits durch die Krankheit beeinträchtigt sind. Soziale und familiäre Aspekte spielen eine wichtige Rolle bei der Festsetzung des Operationszeitpunktes. Die tiefe Hirnstimulation sollte im Krankheitsverlauf weder die erste, noch die letzte Wahl der Behandlung sein. Auch bei anderen Bewegungsstörungen kann ein früherer Zeitpunkt zur Operation angedacht werden, bevor gravierende soziale und berufliche Probleme entstehen.

Gibt sich der Patient zu Hause keine Mühe?

Wir alle kennen ihn vom Zahnarzt, den „Vorführeffekt". Kaum ist man beim Arzt angekommen, so sind die Schmerzen, die einen so lange und so teuflisch gequält haben, plötzlich verschwunden. Dieses Phänomen tritt auch bei Patienten mit der tiefen Hirnstimulation auf.

Häufig kommt es vor, dass sich die Alltagsbeschwerden der Patienten bei den Nachkontrollen schlagartig bessern. Kaum in der Ambulanz angekommen, sind die Symptome plötzlich verschwunden und die behandelnden Ärzte wundern sich, warum der Patient mit seiner Beweglichkeit unzufrieden ist. Angehörige reagieren auf diesen „Vorführeffekt" nicht selten verärgert, denn für Außenstehende erscheint es, als wären die Beeinträchtigungen abhängig vom Willen und der Motivation der Patienten („zu Hause gibt er sich keine Mühe"). Es gibt aber eine plausible Erklärung für dieses Phänomen: der Arztbesuch stellt eine Ausnahmesituation für den Patienten dar, die mit Aufregung und einer allgemeinen Aktivierung verbunden ist. Der Patient erscheint frischer und weniger beeinträchtigt als im täglichen Leben. Diesen „Kick" erleben die meisten im geregelten Alltag aber nur selten. Hinzu kommt auch, dass Patienten mit tiefer Hirnstimulation nicht ganz vor dem Placebo-Phänomen gefeit sind.

Auch wenn der objektive Eindruck nicht zu den von Patient und Angehörigen geschilderten Beschwerden passt, müssen diese ernst genommen werden. Es empfiehlt sich manchmal auch ein stationärer Aufenthalt, in dem die Beschwerden in aller Ruhe und ohne Störeinflüsse dokumentiert und behandelt werden können.

! Oft kommt es vor, dass Patienten bestimmte Vorstellungen darüber haben, wie
● die tiefe Hirnstimulation wirkt. Allein der Glaube daran bewirkt, dass Patienten
ihre Symptome als besser oder schlechter kontrolliert wahrnehmen, ohne dass
dies tatsächlich auf die tiefe Hirnstimulation zurückzuführen ist. Dies nennt
man Placebo-Effekt. Zu Beginn der Einstellung kann es sein, dass der Arzt den
Patienten die Stimulationseinstellungen nicht im Detail mitteilt, damit das Urteil
des Patienten nicht von seinen eigenen Erwartungen verzerrt wird.

Verursacht die tiefe Hirnstimulation Schlafprobleme?

Viele Patienten berichten, dass sie nach der Operation besser schlafen
können. Das ist leicht nachvollziehbar, da sie nachts keine Medikamente mehr brauchen und sich auch besser im Bett umdrehen können. Insgesamt nimmt die Schlafqualität dadurch zu. Gleichzeitig
kann es aber auch sein, dass die Patienten unruhiger werden, nachts
aufstehen, wach bleiben und dann tagsüber müde sind. Hierdurch
kann es leicht zu einer Umkehr des Schlaf-Wach-Rhythmus kommen. Die Patienten stört es meist nicht, aber oft die Angehörigen.
Die Patienten sollten sich dieser Problematik bewusst sein und auf
eine gute Schlafhygiene achten.

! Viel körperliche Aktivität tagsüber, möglichst gekoppelt mit dem Verzicht auf
● allzu lange „Nickerchen" am Tag kann hier Abhilfe schaffen.

Steht das „Gehirn unter Strom"?

Erfahrungsgemäß ranken sich viele Mythen um die tiefe Hirnstimulation, teilweise aufgrund von Unwissenheit. Unseriöse Berichte
aus dem Internet und reißerische Zeitungsartikel tragen aber auch
häufig zu Missverständnissen bei.

Die Vorstellung das eigene Gehirn stehe „unter Strom", wie es in
den Medien gerne betitelt wird, erweckt bei manchem Patienten das
Gefühl, Darsteller eines Science-Fiction-Filmes zu sein, dessen Wille
und Persönlichkeit von außen steuerbar sind. Das Patientenprogram-
miergerät wird von vielen gescheut, obwohl dessen Verwendung eine
gezielte und aktive Beeinflussungsmöglichkeit auf das Wohlbefinden
darstellt. Das Programmiergerät funktioniert nur, wenn es sich in

unmittelbarer Nähe des Impulsgebers befindet. Eine Steuerung von außen wie bei einem Fernsehapparat ist daher unmöglich.

> **!** Die tiefe Hirnstimulation ist keine technische Wunderwaffe, sie beeinflusst lediglich die Symptome von Bewegungsstörungen. Eine Heilung kann nicht erreicht werden, die Grunderkrankung schreitet trotzdem voran.

Müssen Patienten mit tiefer Hirnstimulation weiter Medikamente nehmen?

Die Patienten sollten sich bewusst sein, dass mit Einschalten des Impulsgebers nicht alle ihre Symptome wie durch Zauberhand verschwunden sind. In der Nachbetreuungsphase müssen für jeden Patienten die individuelle Einstellung der Stimulation sowie die Abstimmung der Medikamente erfolgen. Es ist nicht Ziel der Operation gänzlich ohne Medikamente auszukommen, obwohl diese deutlich reduziert werden können. Bis die optimalen Feineinstellungen für jeden einzelnen gefunden sind, kann es Monate dauern. Die Geduld der Patienten wird in diesem längeren Zeitraum oft auf die Probe gestellt, wenn zuvor die Erwartung bestand den Tremor sofort nach dem Eingriff wie „auf Knopfdruck" loszuwerden, wie man es oft in der Zeitung lesen kann.

Die tiefe Hirnstimulation schützt übrigens nicht vor zusätzlichen Krankheiten. Ganz nach dem Motto „man kann Läuse und Flöhe haben" ist durch die Neurostimulation die Behandlung anderer Erkrankungen ebenfalls nicht möglich. Blutdruck, Karies oder Fußpilz zeigen sich von der tiefen Hirnstimulation unbeeindruckt.

Die tiefe Hirnstimulation sollte zu keinen Einschränkungen im Alltag der Patienten führen. Es gibt aber einige Dinge, die zu berücksichtigen sind. Das sind z. B. elektromagnetische Wellen, wie sie bei der Kernspintomographie verwendet werden. Im Zweifelsfall sollte der Patient den Arzt fragen.

Weitere Indikationen für die tiefe Hirnstimulation

- Tiefe Hirnstimulation bei anderen Bewegungsstörungen
- Tiefe Hirnstimulation bei psychiatrischen Indikationen
- Tiefe Hirnstimulation bei neuropathischem Schmerz
- Neue Zielpunkte?
- Tiefe Hirnstimulation bei Epilepsie
- Tiefe Hirnstimulation bei Kindern

D ie tiefe Hirnstimulation eignet sich nicht nur für die Behandlung der fortgeschrittenen Parkinson-Erkrankung, sondern auch für eine Reihe anderer Bewegungsstörungen.

In letzter Zeit wird die tiefe Hirnstimulation aber auch zunehmend bei psychiatrischen Störungen eingesetzt.

Tiefe Hirnstimulation bei anderen Bewegungsstörungen

Die tiefe Hirnstimulation wird auch bei essenziellem Tremor und Dystonie eingesetzt. Die Elektroden- und Impulsgeberimplantation erfolgt genauso wie bei der Parkinson-Erkrankung, allerdings in anderen Zielgebieten. Die Stimulationsorte für essenziellen Tremor und Dystonie sind der Thalamus beziehungsweise der Globus pallidus. Im Gegensatz zum Nucleus subthalamicus, der bei der Parkinson-Erkrankung stimuliert wird, sind diese beiden Zielgebiete nur wenig an emotionalen und intellektuellen Prozessen beteiligt. Bei essenziellem Tremor und Dystonie ist auch die medikamentöse Einstellung nach der Operation nicht so aufwändig wie bei der Parkinson-Erkrankung.

> ! Die medizinische und psychologische Nachsorge ist bei diesen Indikationen weniger umfangreich als bei Morbus Parkinson.

Standardisierte Richtlinien für die Auswahl von Patienten mit Dystonie oder essenziellem Tremor existieren noch nicht. Grundsätzlich erfolgt in diesen Fällen der neurochirurgische Eingriff erst dann, wenn Beeinträchtigungen bestehen, die medikamentös nicht mehr ausreichend therapierbar sind. Selbstverständlich sind auch hier eine gute Verfassung des Gehirns sowie das Fehlen schwerer internistischer Erkrankungen entscheidende Voraussetzungen für die Elektrodenimplantation. Neuropsychologische Kriterien gibt es für diese Patienten jedoch noch nicht. Grundsätzlich sollten aber schwerwiegende kognitive Beeinträchtigungen ausgeschlossen werden.

Tiefe Hirnstimulation bei essenziellem Tremor

Der essenzielle Tremor wird oft von Laien mit der Parkinson-Krankheit verwechselt. Das für den essenziellen Tremor typische Zittern unterscheidet sich allerdings vom Parkinson-Tremor, denn es tritt nicht in Ruhe auf, sondern bei willkürlichen Greif- oder Haltebewegungen (Halte- und Aktionstremor). Der essenzielle Tremor ist außerdem schneller als der Parkinson-Tremor (circa 10 Hz) und tritt typischerweise nicht ein- sondern beidseitig auf. Weitere wichtige Diagnosekriterien, die den essenziellen Tremor von der Parkinson-Krankheit unterscheiden, sind eine familiäre Häufung und eine Symptomverbesserung nach Alkoholgenuss. Die genaue Unterscheidung zwischen Parkinson- und essenziellem Tremor ist für die Behandlung von großer Wichtigkeit, denn die Gabe von Parkinson-Medikamenten (Dopaminvorläufer oder -ersatzmittel) ist beim essenziellen Tremor nicht nur wirkungslos, sondern kann sogar eine Verschlechterung des Krankheitsbildes bewirken.

Heilung gibt es bei essenziellem Tremor nicht. In der medikamentösen Therapie haben sich in erster Linie Beta-Blocker als wirksam erwiesen, als Alternative oder zur Kombination stehen auch Antiepileptika zur Verfügung.

Bei ungefähr der Hälfte dieser Patienten lässt sich die Krankheit dauerhaft zufriedenstellend mit Medikamenten behandeln. Ist der Behinderungsgrad trotz allem immer noch zu hoch, kann als Alternative die tiefe Hirnstimulation eingesetzt werden. Zwei Elektroden werden in den Thalamus (genauer in den Nucleus ventralis intermedius) implantiert. Die hochfrequente Stimulation normalisiert den gestörten Informationsfluss der Verbindung des Kleinhirns (hier wird der Ausgangspunkt für die Störung vermutet) zum Großhirn, die über den Thalamus führt.

Tiefe Hirnstimulation bei Dystonie

Die Dystonie ist eine Bewegungsstörung, die durch eine gestörte Haltungs- und Bewegungskontrolle gekennzeichnet ist. Es kommt zu anhaltenden Muskelan- und -verspannungen, die zu unkontrollierbaren verzerrenden Bewegungen, abnormen Haltungen und Gangstörungen führen. Es gibt viele verschiedene Formen von Dystonien, die sich nach dem Alter, bei Auftreten, nach betroffenen Körperregionen (von einfach – „fokal" – zu mehrfach – „generalisiert") und nach der Ursache unterscheiden lassen. Die Ursache ist zumindest bei den primären Formen nicht eindeutig identifizierbar. Es wird eine Störung in den Basalganglien angenommen, bisher bestehen aber nur Vermutungen über die genauen Mechanismen dieser Störungen. Fest steht aber, dass es sich um eine hirnorganische Störung und nicht etwa um psychiatrische Symptome handelt, wie früher oft geglaubt wurde.

Dystonien können mit Medikamenten oder mit Botulinum Toxin-Injektionen behandelt werden. Bei besonders schweren Fällen stellt heute die tiefe Hirnstimulation eine Behandlungsmöglichkeit dar. Auch hier kommen als Zielpunkte entweder der Thalamus oder der Globus pallidus internus in Frage. Der Globus pallidus hat sich in den letzten Jahren als der wirksamere Stimulationsort bei der Dystonie durchgesetzt. Besonders gute Erfolge können bei der primär generalisierten Form erreicht werden, speziell Kinder profitieren davon. Weniger erfolgreich ist die tiefe Hirnstimulation bei sekundären Dystonien, das heißt bei dystonen Störungen, die z. B. nach Gehirnblutungen oder strukturellen Veränderungen auftreten.

Tiefe Hirnstimulation bei Multipler Sklerose

Bei der multiplen Sklerose kommt es an verschiedenen Stellen im zentralen Nervensystem durch Entzündungsprozesse zu einer Entmarkung der Isolierschicht der Nervenzellfortsätze. Diese Isolierschicht (Myelinschicht) benötigen die Nervenzellen für eine schnelle und effektive Übertragung der Signale. Durch die Entmarkung verringert sich bei der multiplen Sklerose die Leitungsgeschwindigkeit zwischen den Neuronen.

Je nach Lokalisation der Entzündungsherde weisen Patienten mit multipler Sklerose unterschiedliche Arten von Symptomen auf. Nicht nur körperliche Symptome können auftreten, sondern auch sensorische und kognitive.

Tritt im Rahmen dieser Erkrankung ein Tremor auf, so ist das in der Regel ein cerebellärer Tremor, an dessen Entstehung das Kleinhirn (Cerebellum) entscheidend beteiligt ist. Patienten mit multipler Sklerose leiden aber nicht nur unter dem Tremor, sondern oft auch unter Ataxie. Ataxie ist eine Ungeschicklichkeit der Hände und oberen Extremitäten, die zu einer schweren Beeinträchtigung bei den Verrichtungen des täglichen Lebens führt (essen, ankleiden, waschen usw.)

Die tiefe Hirnstimulation kann zur Behandlung von cerebellärem Tremor und Ataxie eingesetzt werden, die Erfolge sind aber bei weitem nicht so gut wie bei essenziellem oder Parkinson-Tremor. Die Entmarkung der Myelinschicht reduziert die Isolation der betroffenen Fasern. Dadurch ist bei der tiefen Hirnstimulation das elektrische Feld nicht ausreichend abgeschirmt und Nebenwirkungen können leichter auftreten, weil angrenzende Strukturen unabsichtlich mitstimuliert werden.

Ein weiteres Problem besteht darin, dass der Tremor sich zwar günstig beeinflussen lässt, die Ataxie aber meist nicht ausreichend behandelt werden kann. Hinzu kommt, dass sich Patienten mit multipler Sklerose im Laufe ihrer Erkrankung immer wieder kernspintomographisch untersuchen lassen müssen. Aufgrund der Metallimplantate stellen diese Untersuchungen nach der Operation in der Regel ein Problem dar. Aus unserer Erfahrung sind daher läsionelle Verfahren (siehe Kapitel „alternative neurochirurgische Behandlungsformen") die bessere Alternative für Patienten mit multipler Sklerose. Mit läsionellen Verfahren kann meist auch die Ataxie besser behandelt werden.

Tiefe Hirnstimulation bei psychiatrischen Indikationen

Die tiefe Hirnstimulation hat sich bei den Bewegungsstörungen bereits zu einem Routineverfahren entwickelt. Weniger Erfahrung mit dieser Behandlung hat man bei psychiatrischen Erkrankungen, von einem Routineeinsatz ist hier noch nicht zu sprechen. Es gibt aber vielversprechende Ergebnisse, vor allem beim Tourette-Syndrom, bei therapieresistenten Zwangsstörungen und schweren Depressionen.

Die Entscheidung zur tiefen Hirnstimulation bei psychiatrischen Erkrankungen richtet sich ebenfalls nach der nicht zufriedenstellenden medikamentösen und psychotherapeutischen Therapie. Wie bei den Bewegungsstörungen ist eine gute allgemeine gesundheitliche Verfassung, insbesondere des Gehirns, Voraussetzung. Schwere kognitive Beeinträchtigungen sollten ebenfalls ausgeschlossen werden. Es existieren auch hier noch keine verbindlichen Richtlinien für die Patientenauswahl. Die Entscheidung für oder gegen den Eingriff muss individuell für jeden Patienten sorgfältig abgewogen und in enger Zusammenarbeit mit Psychiatern und Psychologen erfolgen.

Tiefe Hirnstimulation beim Tourette-Syndrom

Das Gilles-de-la-Tourette-Syndrom, kurz „Tourette Syndrom", ist eine neuropsychiatrische Störung, die durch Tics charakterisiert ist. Tics sind unwillkürliche und plötzlich einsetzende Bewegungen (motorische Tics) oder Lautäußerungen (vokale Tics), meist mit explosivem Charakter.

Motorische Tics äußern sich beispielsweise in Form von Blinzeln, Mund-, Kopf- oder Schulterzucken, Kopfwerfen oder Grimassieren, aber auch in Form von komplexen Körperverdrehungen, berühren von Personen und Gegenständen, springen, klatschen und auch in selbstverletzendem Verhalten. Vokale Tics sind einfache Lautäußerungen, die z. B. als räuspern, grunzen, schniefen, quieken, schreien oder ächzen auftreten. Häufig werden auch obszöne Wörter ausgestoßen und eben gehörte oder eigene gesprochene Wörter wiederholt.

Die genaue Ursache des Tourette-Syndroms ist bis heute nicht bekannt. Es wird aber angenommen, dass die tief liegenden Basalganglien enthemmt sind und dadurch Spontanhandlungen nicht ausreichend gebremst werden können. Gleichzeitig ist das Stirnhirn (Selbstkontrollinstanz) unteraktiv und verursacht das vom Patienten unfreiwillige Ausführen von Handlungen oder Lautäußerungen.

Schwere Fälle von Tic-Störungen, vor allem mit selbstverletzenden Verhalten und Zwangshandlungen, die nicht ausreichend auf medikamentöse Therapie und Psychotherapie ansprechen, werden zunehmend mittels tiefer Hirnstimulation behandelt. Die dafür in Frage kommenden Zielpunkte sind der Thalamus, der Globus pallidus internus, die innere Kapsel sowie der Nucleus accumbens. Die Erfolge dieser Therapie sind vielversprechend, es mangelt aber noch an großen kontrollierten Studien.

Tiefe Hirnstimulation bei Zwangsstörungen

Ungefähr 2 % der Weltbevölkerung leiden zu irgendeinem Zeitpunkt in ihrem Leben an einer Zwangsstörung. Kennzeichen sind quälende, wiederkehrende und unkontrollierbare Zwangsgedanken und -handlungen. Diese Symptome können so stark ausgeprägt sein, dass die Patienten stark in ihrer Lebensführung eingeschränkt sind. Meist betreffen die Inhalte von Zwangsgedanken die Themen Kontrolle, Reinlichkeit, Versündigung oder Sexualität. Zwangshandlungen sind der erfolglose Versuch, kompensatorisch gegen diese unangenehmen Gedanken anzukämpfen. Dieses Verhalten wird von den Betroffenen sehr wohl als sinnlos erlebt, kann aber trotzdem nicht unterlassen werden.

Aus der Bildgebung ist bekannt, dass in den Gehirnen von Menschen mit Zwangsstörungen bestimmte Hirngebiete besonders aktiv sind, wie z. B. Teile des limbischen System, ein Netzwerk das Emotionen reguliert. Auch Teile des Stirnhirns (Frontalhirns), die für die Handlungskontrolle verantwortlich sind, weisen eine gesteigerte Aktivität auf und die Basalganglien, die Informationen aus dem Stirnhirn ordnen und automatische Verhaltensprogramme umsetzen, sind überaktiv.

Bei Personen, die mit Medikamenten und/oder Psychotherapie erfolgreich behandelt werden können, normalisieren sich diese Überaktivierungen. Ist dies nicht der Fall, ist die tiefe Hirnstimulation eine weitere Therapiemöglichkeit.

Zielgebiete für die tiefe Hirnstimulation wurden einerseits aus den Ergebnissen von bildgebenden Studien abgeleitet. Andererseits sind sie aus früheren neurochirurgischen Verfahren bekannt. Die derzeitigen Zielpunkte bei der tiefen Hirnstimulation der Zwangsstörung sind die innere Kapsel, der Nucleus accumbens und der Nucleus subthalamicus.

Tiefe Hirnstimulation bei Depression

Besonders schwere Verläufe von Depressionen konnten in den letzten Jahren sehr eindrucksvoll mit der tiefen Hirnstimulation behandelt werden. Die schwere Depression („major depression") ist gekennzeichnet von einer anhaltenden Stimmungsbeeinträchtigung (Niedergeschlagenheit und Traurigkeit) und/oder einem tiefgreifenden Interessensverlust an anderen Menschen und eigenen Aktivitäten. Zusätzlich kann es zu Appetit-, Schlaf-, Antriebs- und Konzentrationsstörungen kommen. Das Selbstbewusstsein sinkt, Scham- und Schuldgefühle treten auf. Die Betroffenen fühlen sich entweder völlig energielos oder sind von einer starken inneren Unruhe getrieben. Es besteht das Risiko, dass die Betroffenen Selbstmord begehen.

Geschätzte 10 bis 20 % der Gesamtbevölkerung sind irgendwann einmal im Leben von Depressionen betroffen. Die meisten Patienten sprechen gut auf eine Kombination aus Psychotherapie und Medikamente an. Depressive Episoden können einmalig auftreten, häufig kehren sie aber wieder. Ungefähr ein Fünftel der Betroffenen leidet unter therapieresistenten Depressionen. Diese Patienten sprechen nicht dauerhaft und nicht zufriedenstellend auf Medikamente, Psychotherapie oder Elektrokrampftherapie an.

Aus bildgebenden Studien ist bekannt, dass in den Gehirnen depressiver Personen ein komplexes Netzwerk an Über- und Untererregung herrscht. Dieses Ungleichgewicht kann mittels tiefer Hirnstimulation normalisiert werden. Zu den dafür in Frage kommenden Zielpunkten gehören in erster Linie der subgenuale zinguläre Kortex (Brodman Area 25) und der Nucleus accumbens. Die experimentelle Stimulation anderer Zielgebiete, z. B. der Habenula oder des inferioren thalamischen Bündels hat sich ebenfalls als wirksam erwiesen.

Tiefe Hirnstimulation bei neuropathischem Schmerz

Lange vor dem Einsatz der tiefen Hirnstimulation zur Behandlung von Bewegungsstörungen, so wie wir sie seit 20 Jahren kennen, wurde sie bereits Anfang der 1970er Jahre zur Behandlung von schweren Schmerzsyndromen eingesetzt. Systematische Untersuchungen dieser Therapie fehlten in der Frühzeit der tiefen Hirnstimulation, so dass uns im wesentlichen nur Fallberichte vorliegen. Es waren vor allem sogenannte neuropathische Schmerzen, das sind Schmerzen, die von Nerven direkt ausgehen, die auf diese Art der Stimulation angesprochen haben. Auch das besonders schmerzhafte thalamische Syndrom, also der Ausfall des Thalamus selber, wie es nach einer Blutung oder einem Infarkt passieren kann, spricht gut auf die tiefe Hirnstimulation an. Systematische Studien zu diesem Thema gab es nie, so dass diese Therapieform auch heute immer nur noch ein Schattendasein führt.

Neue Zielpunkte?

Neben den hier genannten Regionen für die tiefe Hirnstimulation gibt es noch eine Reihe anderer Zielpunkte, die in der Literatur beschrieben werden. Auf diese Zielpunkte wird in diesem Buch nicht weiter eingegangen, da es sich bisher nur um Einzelfälle handelt und es noch keine größeren Studien darüber gibt.

Es ist aber davon auszugehen, dass in den kommenden Jahren noch weitere Zielpunkte hinzukommen. Die Ergebnisse der modernen Bildgebung werden maßgeblich zur Bestimmung dieser neuen Zielstrukturen beitragen. Mit bildgebenden Verfahren ist es möglich, abweichende Aktivitätsmuster von psychischen (aber auch anderen) Erkrankungen zu erkennen und daraus mögliche Zielpunkte für die tiefe Hirnstimulation abzuleiten. Abgesehen von einem abnormen Aktivitätsmuster müssen Hirnregionen noch andere Voraussetzungen aufweisen, um für die tiefe Hirnstimulation in Frage zu kommen. Zum einen sind Größe und Beschaffenheit einer Region wichtige Kriterien, denn je gebündelter Fasern in einem Bereich verlaufen, desto leichter sind diese mit einem elektrischen Feld zu beeinflussen. Außerdem ist zu beachten, ob durch die Stimulation einer Region auch angrenzende Areale miterregt werden, welche Nebenwirkungen verursachen. Je freier eine Struktur liegt und je weniger empfindliche Nachbarregionen daran angrenzen, desto höher und effizienter kann an dieser Stelle stimuliert werden. Es ist wie beim lauten Musikhören: nur wenn sich keine Nachbarn daran stören, kann man die Lautstärke voll aufdrehen.

Tiefe Hirnstimulation bei Epilepsie

Epilepsie ist gekennzeichnet durch eine erhöhte Krampfbereitschaft des Gehirns. Diese führt immer wieder in unterschiedlicher Häufigkeit und mit unterschiedlicher Intensität zum Auftreten von elektrischen Entladungen in ganzen Hirnbereichen. Es treten dann die typischen Krampfanfälle auf, die bis zur Bewusstlosigkeit führen können.

Es gibt eine Vielzahl an Ursachen für epileptische Anfälle, diese können durch lokale Veränderungen des Gehirns (z. B. Tumor, aber auch genetisch, biochemisch oder physiologisch) bedingt sein. Typischerweise kann die Epilepsie mittels Medikamenten ausreichend behandelt werden. Treten trotz ausreichender medikamentöser Behandlung immer wieder Anfälle auf, so ist auch eine chirurgische Behandlung möglich. Es werden dabei strukturelle Veränderungen des Gehirns entfernt oder Verbindungen unterbrochen, die zu einer Ausbreitung der Anfälle führen können. Es gibt immer wieder Fallberichte, dass sich Anfälle auch durch Stimulation, so wie bei der tiefen Hirnstimulation, verhindern oder unterbrechen lassen. Als etablierte Therapieform hat sich die tiefe Hirnstimulation aber noch nicht durchsetzen können. Es gibt aber zunehmend Studien, die sich dieser Therapie widmen, zum Teil mit sehr guten Erfolgen. Es ist daher damit zu rechnen, dass in den kommenden Jahren auch die tiefe Hirnstimulation bei der Behandlung der Epilepsie eine Rolle spielen wird. Interessant ist, dass dabei auch der Thalamus ein mögliches Ziel für die Stimulation ist. Die Stimulation dieser Region kann bei der Unterdrückung von sich anbahnenden Anfällen hilfreich sein. Dazu gibt es sowohl Untersuchungen am Menschen als auch am Tiermodell.

Tiefe Hirnstimulation bei Kindern

Obwohl bei Kindern die tiefe Hirnstimulation nur selten zum Einsatz kommt (bei gewissen Formen der infantilen Zerebralparese und der Dystonie) sind die anatomischen und technischen Voraussetzungen dafür durchaus gegeben. Denn der Kinderschädel und somit auch das Gehirn, erreichen im Gegensatz zum übrigen Körper relativ rasch die ausgewachsene Größe, so dass Probleme wie sie durch das Größenwachstum des Schädels auftreten könnten eher eine geringe

Rolle spielen. Trotzdem stellt die Anwendung der tiefen Hirnstimulation bei Kindern eher eine seltene Ausnahme dar.

Es gibt mittlerweile, neben der Parkinson-Krankheit, eine Vielzahl an neurologischen Krankheiten, die von der tiefen Hirnstimulation profitieren. Es sind dies sämtliche Formen des Tremors und der Dystonie. In Zukunft werden vermutlich auch psychiatrische Indikationen dazukommen. Erste Erfolge wurden bereits bei der Behandlung des Tourette-Syndroms berichtet, ebenso bei schweren Formen von Zwangsstörungen und Depressionen. Es ist davon auszugehen, dass unser Verständnis der tiefen Hirnstimulation und der Möglichkeiten dieser Therapie in den kommenden Jahren weiter zunehmen wird. Dadurch lassen sich weitere Möglichkeiten ableiten. Die Behandlung der Epilepsie mittels tiefer Hirnstimulation stellt ein Beispiel hierfür dar.

Alternative neurochirurgische Behandlungsformen

- *Die „Tomien"*
- *Gamma-Thalamotomie*

S eit 20 Jahren nimmt die Bedeutung der tiefen Hirnstimulation in der chirurgischen Behandlung von Bewegungsstörungen laufend zu. Oft wird dabei aber übersehen, dass es auch andere chirurgische Methoden gibt, mit denen die Krankheitssymptome von Bewegungsstörungen günstig beeinflusst werden können.

So genannte klassische Methoden gab es lange bevor die tiefe Hirnstimulation aufkam. Das Konzept dabei war und ist, jene überaktiven Regelkreise im Gehirn dauerhaft zu zerstören, die ursächlich am Zustandekommen des Symptoms (z. B. Tremor, Rigor) beteiligt sind. Entscheidend dabei ist, dass die Nervenzellen, die so einen Regelkreis bilden, an manchen Stellen besonders dicht gebündelt sind. Das ist in den Hirnkernen der Fall. Man muss sich den Verlauf von Nervenzellen vorstellen wie eine Datenautobahn, in denen Daten in gebündelten Lichtfaserleitungen durchfließen. Je gebündelter der Faserverlauf, umso effizienter kann dieser überaktive Regelkreis unterbrochen werden. Wäre der Verlauf diffuser, das heißt über größere Bereiche verteilt, so wäre ein gezieltes Vorgehen nicht möglich, da zu viel Hirngewebe zerstört und das Risiko für Nebenwirkungen steigen würde.

Im Thalamus oder Globus pallidus internus finden sich gute Bedingungen für derartige Ausschaltungen (im Fachjargon „ablative" oder „läsionelle" Eingriffe). Je nach Lokalisation spricht man von Thalamotomie beziehungsweise Pallidotomie.

> **!** Ausschaltungen am Gehirn werden typischerweise als -tomie bezeichnet. Tomie kommt aus dem Griechischen und heißt „schneiden". Es wird gezielt eine Bahn unterbrochen, sozusagen durchgeschnitten.

Klassischerweise sind es Tremor und dystone Bewegungen (Dyskinesien), die mit läsionellen Verfahren behandelt werden. Vom Ablauf sind diese Eingriffe der tiefen Hirnstimulation ähnlich, denn es handelt sich auch um ein stereotaktisches Verfahren, dessen Erfolg in hohem Maße von einer genauen Planung abhängt. Die tiefe Hirnstimulation ist im Gegensatz zu den läsionellen Verfahren jedoch reversibel. Sie hat sich historisch gesehen aber aus den läsionellen Verfahren entwickelt.

Der entscheidende **Vorteil** der läsionellen Eingriffe ist, dass sie ohne Implantat auskommen. Die Nachsorge, mögliche Probleme wie Infektion oder Materialbruch und auch der Austausch bei leerer Batterie entfallen somit. Da das Implantat das teuerste an der ganzen Prozedur ist, entfällt auch ein wichtiger Kostenfaktor. Aus dieser Perspektive sind diese Verfahren sicherlich attraktiv und auch in Regionen, die wenig Ressourcen für teure Medizintechnik haben, eine geeignete Alternative.

Läsionelle Verfahren haben allerdings auch mehrere, entscheidende **Nachteile**: die Ausschaltungen sind irreversibel. Das heißt, die Ausschaltung muss exakt am Zielpunkt erfolgen, damit keine „Kollateralschäden" entstehen, die schwerwiegende Nebenwirkungen verursachen können. Lähmungen oder Sprachstörungen wären solche Nebenwirkungen. Dazu kommt, dass die Ausschaltungen nicht nachträglich angepasst werden können. Das heißt, während der Operation muss der Chirurg über das endgültige Ausmaß der Ausschaltung entscheiden. Ist er zu vorsichtig, so können die Symptome bald wiederkommen, ist er zu forsch, so kann er zwar nachhaltig die Symptome beseitigen, riskiert aber die genannten „Kollateralschäden". Eine Schritt für Schritt Anpassung der Läsionsgröße ist beim derzeitigen Stand der Technik nicht möglich. Ein weiterer Nachteil der läsionellen Verfahren besteht darin, dass das Verfahren in einer Sitzung nur einseitig durchgeführt werden darf. Beidseitige Operation bergen ein zu hohes Risiko. Es wird immerhin bei der Operation ein Regelkreis außer Kraft gesetzt. Die Plastizität und die Vernetzung des Gehirnes reichen aus um den einseitigen Ausfall weitgehend unbemerkt zu kompensieren. Fallen beide Regelkreise aus, so wie das bei einer beidseitigen Operation der Fall wäre, so schafft das Gehirn diese Kompensation nicht mehr. Ein schrittweises Vorgehen ist allerdings möglich. Liegen zwischen den Eingriffen mindestens 18 bis 24 Monate, so ist eine beidseitige Behandlung prinzipiell möglich.

Läsionelle Eingriffe finden fast ausschließlich in lokaler Betäubung, also als Wachoperation, statt. Die Mitarbeit des Patienten ist sehr wichtig, da es gilt, das Symptom, meist ist es der Tremor, möglichst vollständig zu beseitigen, ohne dass dabei Nebenwirkungen, wie zum Beispiel Sprachstörungen, auftreten. Durch die Interaktion zwischen Chirurg und Patient gelingt das in der Regel. Die Dauer der Operation ist erheblich kürzer als bei der tiefen Hirnstimulation, einerseits weil immer nur einseitig operiert wird, andererseits weil die Arbeit mit den Implantaten entfällt.

! Das vorliegende Buch versteht sich nicht als Plädoyer für ein etwas aus der Mode geratenes Verfahren. Jeder Patient sollte aber auch über diese Optionen informiert sein, bevor er sich für eine „lebenslange" Therapie wie die tiefe Hirnstimulation entscheidet. Gerade bei einseitigem Tremor, wenn sonst gar keine oder medikamentös gut behandelbare Symptome vorliegen, kann zum Beispiel die Thalamotomie eine Option sein. Eine Option die, wenn fachgerecht durchgeführt, praktisch keinerlei Nachsorge mehr benötigt und auch im Alltag völlig ohne Einschränkung auskommt. Das betrifft besonders die Kernspintomographie, deren Durchführung nach der tiefen Hirnstimulation so ohne weiteres nicht mehr möglich ist.

Die „Tomien"

„Tomie" kommt aus dem Griechischen und bedeutet „schneiden". Diese Form der neurochirurgischen Behandlung von Bewegungsstörungen gibt es schon seit über 50 Jahren und ist eigentlich „stereotaktisches Urgestein". Dabei werden gezielt Schaltstellen in den grauen Kernen des Gehirns ausgeschaltet. Der Eingriff erfolgt in lokaler Betäubung. Nach Aufsetzen des Stereotaxie-Rahmens wird zunächst die Bildgebung durchgeführt. Das kann die Kernspintomographie, die Computertomographie, die Ventrikulographie oder eine Kombination der verschiedenen Methoden sein. Mit Hilfe spezieller Hirnatlanten wird der Zielpunkt berechnet. Über ein kleines Bohrloch wird dann eine Thermokoagulationselektrode vorgeschoben. Die korrekte Lage dieser Elektrode wird sodann mittels Röntgenbildern kontrolliert und dokumentiert. Es kann auch eine Mikroelektrodenableitung zur Untersuchung der lokalen Hirnströme erfolgen. Wichtig ist auf jeden Fall die Kooperation des Patienten. Die

Region wird zunächst elektrisch gereizt, damit lässt sich das Ausmaß (Wirkung und eventuelle Nebenwirkungen) der späteren Ausschaltung vorhersagen. Verschiedene Institutionen arbeiten auch mit der sogenannten Kryo-Methode. Hierbei wird die Zielregion kurzzeitig unterkühlt und damit vorübergehend außer Funktion gesetzt. Auch damit kann das spätere Ausmaß der Ausschaltung gut vorausgesagt werden. Ist die Zielregion genau definiert, so erfolgt die Ausschaltung. Dies geschieht mit einem Läsionsgenerator. Das ist ein Gerät, das hochfrequente (Mikrowellen) Energie abgibt und die Zielregion quasi verkocht. Die Läsionen sind in der Regel 2–3 Millimeter groß. Während der Ausschaltung wird der Patient genau überwacht, damit Nebenwirkungen rechtzeitig erkannt werden können. Typischerweise erfolgen mehrere Ausschaltungen, solange bis das Symptom ausreichend beseitigt ist. Jede Ausschaltung dauert etwa 30 Sekunden, sie erfolgt mit einer konstanten Temperatur von 70° Celsius.

Thalamotomie

Die Thalamotomie ist der „Klassiker" unter den läsionellen Behandlungen. Bereits in den 1940er Jahren wurde diese Form der Behandlung eingesetzt. Ziel dabei ist die Behandlung des Tremors durch eine Ausschaltung im Thalamus.

Subthalamotomie

Die Subthalamotomie sollte nicht verwechselt werden mit der subthalamischen Stimulation. Der Name, er ist zu unspezifisch, verleitet zur Verwechslung. Bei letzter wird der subthalamische Kern stimuliert. Bei der Subthalamotomie wird die weiße Substanz, die sich unmittelbar unter dem Thalamus befindet (daher unter, lateinisch sub = unter) zerstört. Dadurch lässt sich zum Beispiel ein einseitiger Rigor beseitigen. Die Methode, obwohl früher sehr beliebt, da sehr effizient, wird heute nur noch in Ländern, die aus Kosten- und anderen Gründen keinen Zugang zur Hirnstimulationstechnologie haben, praktiziert.

Pallidotomie

Auch die Pallidotomie gibt es schon lange. Sie kam zum Einsatz zur Behandlung aller drei Hauptsymptome der Parkinson-Krankheit

(Tremor, Rigor, Akinese). Auch bei der chirurgischen Behandlung der Dystonie spielt sie eine Rolle. Jahrelang wurde sie vorwiegend in den skandinavischen Ländern eingesetzt. In den 1990er Jahren erlebte sie in den Vereinigten Staaten eine Renaissance, wurde aber in der Folge dann von der pallidalen Stimulation mehr und mehr verdrängt.

Gamma-Thalamotomie

Eine sehr elegante Methode, um Ausschaltungen im Gehirn vorzunehmen, ist das Gamma Knife. Es handelt sich dabei auch um eine stereotaktische Behandlungsmöglichkeit, die aber gänzlich ohne Eröffnung des Schädels auskommt. Das Verfahren wurde von dem Schweden Lars Leksell entwickelt und in den 1960er Jahren erstmalig eingesetzt. Das Gamma Knife besteht aus einer Art Helm mit insgesamt 201 Bohrungen. Diese Bohrungen werden Kollimatoren genannt. In jedem Kollimator befindet sich jeweils eine radioaktive Cobalt-60-Quelle. Diese liefern sehr genaue Gammastrahlen, die auf den Kopf des Patienten gerichtet sind und sich alle in einem Punkt mit hoher Genauigkeit treffen. Damit lässt sich die Zielregion ausschalten, ohne dass dabei das umliegende Hirngewebe geschädigt wird.

Obwohl Leksell das Gamma Knife (Abb. 30) speziell für derartige funktionelle Ausschaltungen im Gehirn gebaut hatte, kommt das Gerät aber heute vorwiegend zur Behandlung von Tumoren und Gefäßmissbildungen zum Einsatz. Man spricht dabei auch von Radiochirurgie.

Bei Bewegungsstörungen wird die Gamma-Thalamotomie vor allem bei der Behandlung von Tremor verwendet. Auch hier gilt, dass der Eingriff nur einseitig durchgeführt werden kann. Ein weiterer Nachteil ist die Tatsache, dass es bis zur vollen Wirkung der Therapie mehrere Monate dauert. Das liegt daran, dass hier keine Hitze, sondern radioaktive Strahlen für die Ausschaltung verwendet werden, die das Gewebe nur allmählich zugrunde gehen lassen. Der Vorteil dabei ist, dass das Gehirn dadurch ausreichend Zeit hat etwaige dadurch bedingte Funktionsstörungen zu kompensieren. Das Gamma Knife wird vor allem bei älteren Menschen verwendet, bei denen die tiefe Hirnstimulation ein zu großes operatives Risiko bergen würde.

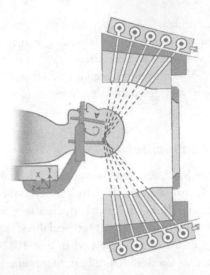

Abb. 30. Prinzip des Gamma Knifes: aus insgesamt 201 Kanälen, in denen sich radioaktive Quellen befinden, kommen nadeldünne Elektronenstrahlen, die sich alle an einem Punkt treffen. An diesem Punkt entsteht eine besonders hohe Strahlendosis. Diese wird genutzt, um zielgenaue Ausschaltungen im Gehirn vorzunehmen (Radiochirurgie).

Das Gamma Knife eignet sich auch für Patienten, die kein Implantat in ihrem Körper haben wollen oder bei denen das Risiko einer Infektion zu hoch ist (z. B. bei starkem Diabetes oder Immunschwäche).

Obwohl die tiefe Hirnstimulation heutzutage sicherlich die Methode der Wahl zur Behandlung von Bewegungsstörungen darstellt, gibt es nach wie vor in einem kleinen Prozentsatz der Fälle die Möglichkeit, dies auch mit klassischen Methoden zu behandeln. Es gibt Patienten, die kein Implantat im Körper haben wollen, bei denen aber eine läsionelle Behandlung, also eine Ausschaltung, ohne weiteres durchführbar ist. Diese Patienten können ganz erheblich von der klassischen Methode profitieren. Auch bei Patienten im fortgeschrittenen Alter oder bei solchen, wo der körperliche Allgemeinzustand keine offene Hirnoperation mehr zulässt, kann zum Beispiel die Thalamotomie mit dem Gamma Knife eine wertvolle Hilfe darstellen.

Anhang

Troubleshooting

Gerade weil die tiefe Hirnstimulation so gut funktioniert, plagt viele Patienten die Frage nach dem was passiert, wenn es einmal zum Ausfall kommt. Stimulationssysteme sind in der Regel zuverlässig und funktionsstabil. Für den Fall der Fälle hier trotzdem ein paar Ratschläge:

Die Ektroden halten in der Regel lebenslang. Sie sind keiner wirklichen mechanischen Beanspruchung ausgesetzt, das Gehirn bewegt sich fast nicht, so dass wir auch kaum Elektrodenbrüche zu befürchten haben. Verlagerungen sind ebenso selten, da die Elektroden, falls chirurgisch korrekt fixiert, sich nicht aus dieser Verankerung lösen können. Viele Patienten haben Angst, die Elektroden könnten sich verlagert haben. Diese kann man beruhigen, eine Verlagerung ist so gut wie ausgeschlossen. Die Elektrodenverlängerungen sind schon deutlich mehr gefährdet in Bezug auf Verlagerung oder Materialbruch. Diese Kabel verlaufen unter der Haut, vom Kopf am Hals entlang bis hin zu dem Impulsgeber. Gerade am Hals ist die mechanische Beanspruchung doch recht stark, so dass es hier zu Materialbrüchen kommen kann. Typischerweise besteht das System aus zwei Kanälen (rechte und linke Körperhälfte). Jeder einzelne Kanal benutzt eine eigene Elektrodenverlängerung. Darin verlaufen gebündelt je vier Pole. Diese sind isoliert und somit voneinander unabhängige Leitungen. Bricht eine dieser Leitungen so kann dort kein Strom mehr fließen und es kommt zu einem Funktionsausfall und zu einem Nachlassen der therapeutischen Wirkung. Voraussetzung ist natürlich, dass dieser Pol auch genutzt wird. Brüche an nicht genutzten Polen bleiben in der Regel unbemerkt. Der Arzt hat die Möglichkeit, den Widerstand der einzelnen Pole zu messen. Dies liefert Hinweise auf mögliche Brüche. Tückischer wird es aber, wenn der Draht zwar gebrochen ist, aber immer noch Kontakt besteht. Dies passiert, weil die Isolierung des Drahtes diesen in Position hält, bei Bewegungen des Kopfes dehnt sich die Verlängerung und der Kontakt wird unterbrochen. Hier spricht man dann von einem „Wackelkontakt". Dies ist nicht nur lästig für den Patienten, sondern macht auch die Fehlerortung unter Umständen schwierig. Sind mehrere Drähte unterbrochen, so kann es auch zum Überspringen des Stromes auf einen anderen vielleicht nicht aktiven Pol kommen. Dies wird von den Patienten als besonders unangenehm empfunden. Das kommt daher, dass plötzlich Pole aktiv werden, die bisher ruhend, also ausgeschaltet waren. Die Patienten kennen dieses Gefühl von der Programmierung durch den Arzt. Definitionsgemäß würde diese Funktionsstörung einem Kurzschluss entsprechen. Besteht ein Kontakt zwischen den Drähten und dem Gewebe, das heißt liegen die Drähte sozusagen blank, so kann ein Bruch auch als lokales Kribbeln, ebenso wie Strom, wahrgenommen werden. Treten solche Probleme auf, so kann nur der Arzt helfen. Dieser wird das System ausmessen und versuchen, den Fehler zu lokalisieren. In seltenen Fällen wird er den gebrochenen Kanal ganz einfach stilllegen, in der Mehrzahl der Fälle muss allerdings die Elektrodenverlängerung getauscht werden.

Impulsgeber, sofern batteriebetrieben, haben eine begrenzte Lebenszeit. Diese beträgt in der Regel drei bis fünf Jahre. Die Geräte melden sich rechtzeitig, sobald die Energie zur Neige geht. Typischerweise gibt es etwa sechs Wochen vor dem EOL (englisch: End of Life = Lebensende) Batteriealarm. Danach besteht ausreichend Zeit, um den Austausch vorzubereiten (Arztbesuch, OP-Vormerkung, Absetzen von blutverdünnenden Mitteln, gegebenenfalls Genehmigungsverfahren zur Kostendeckung). Der erfahrene Arzt kann grob abschätzen, wie lange die Batterie noch halten wird, denn die Lebensdauer hängt von den gewählten Stimulationsparametern ab. Wir raten all unseren Patienten etwa ab der zweiten Lebenshälfte der Batterie diese alle 14 Tage zu überprüfen. Mit dieser Strategie haben wir bisher (fast) keine plötzlichen Ausfälle und somit böse Überraschungen erlebt. Diese Sicherheit ist für uns auch ein wichtiges Argument, weshalb jeder Patient ein eigenes Steuergerät haben sollte. Selbst dann, wenn er nichts an den sonstigen Parameter verändern will oder soll.

Plötzliche, nicht batteriebedingte Ausfälle des Impulsgebers sind außerordentlich selten. Es gab vor einigen Jahren vereinzelt Probleme mit Impulsgebern, bei denen die Lötstellen zwischen Batterie und elektronischem Modul brachen. Durch eine Veränderung im Produktionsablauf wurden diese behoben, so dass diese Störungen bei den Geräten der neueren Generation nicht mehr auftreten.

Auch im Rahmen von Verletzungen kann es vorkommen, dass plötzlich unter der Haut gelegene Implantate (z. B. Kabel) freiliegen. In solchen Fällen muss sofort das implantierende Krankenhaus oder ein gleichwertiges aufgesucht werden.

Bei Implantaten besteht immer das Risiko der (lokalen) Infektion. Bei Patienten mit Immunschwächen oder Diabetes ist dieses sogar erhöht. Infektionen finden sich vor allem in der Frühphase nach der Implantation, können aber auch erst nach Jahren auftreten. Auch in der Zeit nach dem Austausch eines Impulsgebers besteht eine erhöhte Infektionsgefahr. Ist das System infiziert, so ist die Haut darüber gerötet und/oder schmerzhaft. In einem solchen Fall ist dringend der Arzt aufzusuchen!

Vor allem bei älteren Patienten kommt es nicht selten zu einer Ausdünnung der Haut. Diese kann vor allem über dem Implantat papierdünn werden. Diese Haut ist sehr verletzlich und daher auch erhöht infektionsgefährdet. Es wird im Einzelfall entschieden, ob eine Korrektur (Verlagerung des Kabels, plastische Deckung) notwendig ist.

Stimulationspausen

Vor allem bei essenziellem Tremor ist oft eine nachhaltige Unterdrückung desselben sehr schwierig. Der Patient spricht zunächst gut an, in der Folge kommt der Tremor aber immer wieder „durch". In solchen Fällen hat es sich bewährt, die Stimulation zum Beispiel über Nacht auszuschalten oder längere Stimulationspausen einzulegen. Nach diesen Pausen ist die therapeutische Wirkung in der Regel wieder deutlich besser.

Neuere Entwicklungen

Nicht nur die Anzahl an Patienten, die mit der tiefen Hirnstimulation behandelt werden, hat in den letzten Jahren stetig zugenommen, auch die Krankheiten, die so behandelt werden können, sind mehr geworden. Längst sind es nicht mehr nur Parkinson- oder Tremor-Patienten. Es verwundert daher nicht, dass sich auch die Industrie zunehmend für dieses Feld interessiert. Jahrelang war die tiefe Hirnstimulation die Domäne einer einzigen Herstellerfirma, Medtronic. 2009 kam eine weitere dazu, St. Jude. Wie Medtronic ist St. Jude ein führender Hersteller von Herzschrittmachern und schaut als solcher auf eine langjährige Erfahrung in der Entwicklung von derartigen Implantaten zurück. Ein weiterer Hersteller, Boston Scientific, steht derzeit in den Startlöchern: Klinische Studien zur Erprobung eines neuen innovativen Systems laufen gerade an. Boston Scientific hat bereits ein derartiges für die Rückenmarkstimulation im Einsatz. Mehr als 40.000 Syteme wurden bereits weltweit implantiert. Nun wurden diese auch für die tiefe Hirnstimulation angepasst. Anders als bei den beiden Mitbewerbern ist dieses System nicht von Herzschrittmachern, sondern von Cochleaimplantaten (implantierbare Hörgeräte) abgeleitet. Die Firma nimmt daher für sich in Anspruch eine besondere Kompetenz an der Schnittstelle Nervensystem – Implantationstechnik zu haben als die Mitbewerber.

Preis der Systeme

Systeme zur tiefen Hirnstimulation sind teuer. An der Komplexität der Geräte kann es wohl nicht liegen, denn jedes moderne Mobiltelefon enthält im Vergleich deutlich komplexere Elektronik in noch kleinerer Form. Auch die Batterie kann nicht für den hohen Preis verantwortlich sein. Einen Impulsgeber zur tiefen Hirnstimulation mit einem Mobiltelefon zu vergleichen „hinkt" natürlich ein bisschen, da die Hersteller medizinischer Implantate ganz andere Qualitäts- und Sicherheitskriterien zu erfüllen haben als beispielsweise die Mobilfunkindustrie. Aber was ist mit den Herzschrittmachern? Diese haben ähnliche Auflagen, kosten aber oft nur die Hälfte oder gar ein Drittel vom Preis eines Impulsgebers der tiefen Hirnstimulation.

Es steht außer Frage, dass die Qualitätsaspekte einen wesentlichen Preisfaktor ausmachen und das ist auch verständlich. Ebenso außer Frage steht aber auch, dass es bis vor kurzem nur einen einzigen Hersteller für derartige Implantate gab. Anders als bei den Herzschrittmachern bestand bei der tiefen Hirnstimulation eine Monopolsituation, das heißt es gab keine Konkurrenz und entsprechend auch keine „Messlatte" für die Preise. Das einzige, womit der Hersteller sich messen konnte und musste, waren die Parkinson-Medikamente. Der Preis des Impulsgebers errechnet sich daher aus den seit der Operation kumulativ eingesparten Medikamenten. Ob dieses Rechenmodell in Zukunft weiterhin Gültigkeit hat ist fraglich, da Konkurrenz bekanntlich die Preise drückt. Bei den Herzschrittmachern ist es jedenfalls so.

Und noch etwas bringt uns die Konkurrenz: Viele Anwender klagten bisher über lange Produktzyklen und wenig Flexibilität bei den Implantaten. Auch hier dürfen wir, dank zunehmender Konkurrenz, in den kommenden Jahren auf einiges gefasst sein.

Hilfreiches

Tipps für Betroffene und Angehörige

Teilnahme an Studien

Der hohe Stand der medizinischen Wissenschaft heutzutage beruht nicht zuletzt auch auf den Erkenntnissen vergangener wissenschaftlicher Studien. Durch die Teilnahme an solchen Studien können Patienten aktiv etwas zur Forschung beitragen. Patienten sollten sich bewusst sein, dass sie damit natürlich auch eine gewisse Belastung auf sich nehmen. Studien müssen systematisch durchgeführt werden. Termine müssen pünktlich eingehalten und die Teilnahme an der Studie, wenn man sich einmal dafür entschieden hat, möglichst bis zum Ende durchgeführt werden. Im Zweifelsfall ist es auch in Ordnung, wenn man ganz einfach die Teilnahme ablehnt.

Praktisches

Zum Schluss noch ein paar praktische Ratschläge, die sowohl für den Erstbesuch als auch in der Folge für Nachuntersuchungen gelten:

- Nehmen Sie alle relevanten Befunde (auch Röntgen- und MR-Bilder) mit! Relevant heißt, es sollten alle diejenigen Befunde dabei sein, die sich auf jene Krankheit beziehen, wegen der Sie mit der tiefen Hirnstimulation behandelt werden. Alte Befunde, auch wenn sie schon lang nicht mehr aktuell sind, können durchaus interessant sein, da sie oft über die Entstehung der Krankheit Aufschlüsse liefern können. Impfpässe kann man getrost daheim lassen!
- Ordnen Sie die Befunde nach Zeit! Je übersichtlicher und informativer die Unterlagen sind, umso schneller kann sich der Arzt ein Bild über die Situation machen. Plastiktüten sind als Befundsammler nur bedingt tauglich.
- Schreiben Sie Ihre Krankengeschichte übersichtlich auf! So etwas kann man in Ruhe daheim vorbereiten und jederzeit weiter ergänzen. Ähnlich einem Tagebuch haben Sie somit eine Chrono-

logie ihrer Krankheit. Das hilft dem Arzt ungemein und vermeidet, dass man in der Hektik des Arztgespräches wichtige Punkte vergisst.

- Schreiben Sie sich Ihre aktuellen Medikamente auf!
- Geben Sie dem Arzt Zeit, um Ihr Problem und Ihre Krankengeschichte zu verstehen!
- Lassen Sie den Arzt zuerst die Fragen stellen!
- Machen Sie sich Notizen!
- Stellen Sie sicher, dass Sie alles verstanden haben, fragen Sie ruhig zweimal nach, wenn Sie unsicher sind!
- Fassen Sie am Ende des Gesprächs das Besprochene noch einmal kurz mit eigenen Worten zusammen!
- Bitten Sie den Arzt um einen Befundbericht!
- Sehr hilfreich ist auch die Anwesenheit einer weiteren Person, die Sie gut kennt. Das kann ein Angehöriger oder ein Freund sein. Für den Arzt ist es hilfreich, eine Fremdanamnese zu haben. Diese ergibt eine zusätzliche, oft objektivere Sichtweise des Problems. Auf diese Weise kann das Gespräch erleichtert werden und Besprochenes besser erinnert werden.
- Sprechen Sie alle Probleme an, die Sie im Zusammenhang mit der tiefen Hirnstimulation beschäftigen! Der Arzt wird Ihnen schon sagen, ob es etwas damit zu tun hat.
- Fragen Sie den Arzt, wie oft er die geplante Operation bereits durchgeführt hat und wie regelmäßig er dies tut! Es ist legitim, eine zweite Meinung einzuholen!
- Fragen Sie nicht zu viele unterschiedliche Leute! Auch wenn das medizinische Mitarbeiter des Krankenhauses sind, ist nicht immer sicher gestellt, dass diese ausreichend über die verschiedenen Aspekte Ihres Falles Bescheid wissen. Durch leichtfertig gegebene Antworten können leicht Missverständnisse entstehen. Merken Sie sich immer die Namen Ihrer Gesprächspartner!
- Hüten Sie sich von dem „ich kenne auch so einen Patienten"-Ratschlägen Ihrer Freunde, Angehörigen oder Mitpatienten. Nicht alle Patienten, die mit der tiefen Hirnstimulation behandelt werden, sind gleich. Nein, ganz im Gegenteil, die meisten sind höchst unterschiedlich! Alter, Geschlecht, Diagnose, Vorgeschichte, Lebensumstände usw. spielen eine ganz erhebliche Rolle. Allenfalls nur der Arzt, der Sie gut kennt, kann Ihnen einen vergleichba-

ren Mitpatienten nennen. Ein Gespräch mit so einer Person kann allerdings sehr hilfreich sein.

– Selbsthilfegruppen können eine wichtige Stütze sein! Hier finden sich gemeinsame Schicksale, hier werden Erfahrungen und Ratschläge ausgetauscht. Auch das Soziale kommt dabei meist nicht zu kurz.

– Verlangen Sie nach einem Implantatepass und einer Telefonnummer, an die Sie sich im Falle von Problemen hinwenden können! Tragen Sie den Implantatepass möglichst immer bei sich!

Links

An dieser Stelle wurde bewusst auf eine ausführlichere Linksammlung verzichtet da eine solche den Autoren als zu unflexibel erscheint. Wenn Sie mehr und vor allem aktuellere Informationen zu dem Thema haben wollen, dann besuchen sie die Webseite des Buches bei Springer oder werfen Sie einen Blick auf www.hirnstimulation.net.

Webseite des Buches:
www.springer.com/medicine/neurology/book/978-3-7091-0253-4

Informationen über die erwähnten Medizinprodukte finden Sie unter:

www.medtronic.de
www.sjm.de

Prof. Dr. François Alesch
Universitätsklinik für Neurochirurgie
Medizinische Universität Wien
Währinger Gürtel 18–20
A-1090 Wien
Österreich
francois.alesch@meduniwien.ac.at

Mag. Iris Kaiser
Universitätsklinik für Neurochirurgie
Medizinische Universität Wien
Währinger Gürtel 18–20
A-1090 Wien
Österreich
iris.kaiser@meduniwien.ac.at

Glossar

Agonist	Medikament, das die Wirkung eines Botenstoffes nachahmt
Aktionstremor	Zittern, das nur bei Bewegungen auftritt, typisch bei essenziellen Tremor
Anion	negativ geladenes Teilchen in einem elektrischen System
Anode	Pluspol eines elektrischen Systems, Gegenstück zur Kathode
Anterior	lateinisch für „vorne"
Apomorphintest	wird durchgeführt, um die Diagnose Morbus Parkinson abzusichern
Arachnoidea	spinnengewebige Hirnhaut
Area 25	ein Brodmann-Areal, spielt eine wichtige Rolle bei der Behandlung schwerer Depression
Ataxie	Sammelbegriff für eine gestörte Bewegungskoordination (fahrige Bewegungen)
Augmentation	Verstärkung einer Funktion zum Beispiel durch Stimulation
Axon	langes Verbindungsteil der Nervenzelle
Basalganglien	Ansammlung von Kernen in den tiefen Strukturen des Gehirns (graue Substanz)
Betablocker	Medikament zur Senkung der Herzfrequenz und des Blutdrucks, wird aber auch bei der Behandlung des essenziellen Tremors eingesetzt

Bildfusion	Verschmelzung von Daten unterschiedlicher bildgebenden Verfahren unter Verwendung spezieller Computerprogramme
Blut-Hirn-Schranke	Barriere zwischen dem Blutkreislauf und dem Zentralnervensystem, als Schutz vor schädlichen Substanzen
Botulinum Toxin	Substanz, die die Impulsübertragung vom Nerv auf die Muskulatur unterdrückt
Bradykinese	Bewegungsverlangsamung
Brodmann-Areale	nach einem deutschen Neuroanatom benannte Einteilung der Hirnrinde in 52 Felder
Brücke	Teil des Hirnstamms, wichtige Umschaltstation im Gehirn
Capsula interna	große Ansammlung von Nervenfasern mit Verbindung zur Großhirnrinde und zum Rückenmark
Computertomographie	computerbasierte Röntgenuntersuchung, bei der aus vielen Richtungen aufgenommene Röntgenbilder zu einem Gesamtbild zusammengesetzt werden (bildgebendes Verfahren)
DBS	*Deep Brain Stimulation*: englisch für tiefe Hirnstimulation
Dendrit	kurzes Verbindungsteil der Nervenzelle
Dopamin	Botenstoff des Gehirns, spielt eine wichtige Rolle bei der Entstehung der Parkinson-Krankheit (siehe Levodopa)
Dopatest	wird durchgeführt, um die Diagnose Morbus Parkinson abzusichern
Dura mater	harte Hirnhaut
Dyskinesien	störende Überbewegungen, die infolge eines L-Dopa-Langzeitsyndroms entstehen

Dystonie	Bewegungsstörung mit Ursprung im Gehirn, gekennzeichnet durch Verkrampfungen und Überbewegungen
end-of-dose Akinese	Akinese, die beim Nachlassen der Medikamentenwirkung auftritt
Essenzieller Tremor	Tremorform unbekannter Ursache, wird oft mit der Parkinson-Krankheit verwechselt
Exekutive Funktionen	Planungs- und Handlungsfunktionen
Festination	unwillkürliches Beschleunigen beim Gehen
Flimmerskotom	Wahrnehmung von hellem, flimmernden Licht am Rande des Gesichtsfelds
Freezing	plötzliches und kurzzeitiges „Einfrieren" der Bewegung
Gamma Knife	Stereotaktische Bestrahlung, aus insgesamt 201 radioaktiven Quellen kommen nadelförmige Strahlen, die sich mit hoher Genauigkeit an einem Punkt treffen
Globus pallidus	Kern des Zwischenhirns
Hertz	Maß für die Frequenz eines elektrischen Stromes
Hirnhaut	Haut um das Gehirn, dient der Ernährung und dem Schutz. Von außen nach innen: Dura mater, Pia mater, Arachnoidea.
Hirnschrittmacher	Unwort! Gemeint sind oft Impulsgeber
Hiss'sches Bündel	Teil des Reizleitungssystem des Herzens
Hyperkinesen	Überbewegungen, die zum Beispiel infolge eines L-Dopa Langzeitsyndroms auftreten können.

Hypokinese	verminderte Bewegungsfähigkeit
Hypomanie	Gemütszustand, der durch eine gehobene oder gereizte Grundstimmung gekennzeichnet ist
Hypomimie	erstarrter oder verringerter Gesichtsausdruck (maskenhaft)
Hypophonie	Leise, monotone Stimme
Hypothalamus	Teil des Zwischenhirns, steuert vorwiegend vegetative Funktionen
idiopathisch	ohne fassbare Ursache
Image fusion	siehe Bildfusion
Infarkt	Gewebeuntergang, meist als Folge einer schlechten oder fehlenden Durchblutung
Kathode	Minuspol eines elektrischen Systems, Gegenstück zur Anode
Kation	positiv geladenes Teilchen eines elektrischen Systems
Kernspin-tomographie	siehe Magnetresonanztomographie
Kleinhirn	zweitgrößter Teil des Gehirns mit hoher Zelldichte, steuert vorwiegend Koordination und Gleichgewicht
Kognitive Funktionen	Funktionen des Denkens, Wahrnehmens, Planens und Problemlösens
konservative Behandlung	medizinische Behandlung unter Verwendung nicht chirurgischer Verfahren (Medikamente, Physiotherapie)
Kortikal	die Hirnrinde betreffend (graue Substanz)
L-Dopa	siehe Levodopa

L-Dopa-Langzeit-syndrom	Zustand bei fortgeschrittener Parkinson-Erkrankung, gekennzeichnet durch Überbewegungen und Wirkungsschwankungen der Medikamente
Ladungsdichte	Anzahl elektrischer Ladungen pro Flächeneinheit, Maß für den Stromfluss
Läsion	Zerstörung von Gewebe
Lateral	latein für „seitlich"
Levodopa	auch L-Dopa, Vorstufe von Dopamin und wirksames Parkinsonmittel
Lewy Körperchen	rundliche Einschlusskörperchen im Gehirn bei Morbus Parkinson infolge des dopaminergen Zellverlustes
Limbisches System	Teil des Gehirns, der emotionale Informationen verarbeitet
Liquor	Gehirnflüssigkeit, dient der Ernährung und dem Schutz des Gehirns
Magnetresonanz-tomographie	Verfahren zur Erzeugung von Schnittbildern des menschlichen Körpers unter Verwendung starker magnetischer Felder (bildgebendes Verfahren)
Maskengesicht	siehe Hypomimie
Medial	lateinisch für „zur Mitte hin" als Gegenstück zu lateral
Mikroelektroden-ableitung	Aufzeichnung von Hirnströmen mittels extrem dünner Elektroden, die in unmittelbare Nachbarschaft der Nervenzellen gebracht werden
Mittelhirn	Teil des Hirnstamms
MR	siehe Magnetresonanztomographie

Multiple Sklerose	chronisch, entzündliche Entmarkungskrankheit
Neuron	Nervenzelle
Nucleus accumbens	Kern, der an der Verarbeitung von Belohnung beteiligt ist
Nucleus pedunculopontinus	Kern, der an der Steuerung der Körperhaltung und des Ganges beteiligt ist
Nucleus subthalamicus	Schaltstelle im Zwischenhirn
Nucleus ventralis intermedius	Kern des Thalamus (Vim)
Ohm	Maß für den elektrischen Widerstand
Ohmsches Gesetz	beschreibt den Zusammenhang zwischen Strom, Spannung und Widerstand (U=RxI)
Pallidotomie	stereotaktisch geführte Ausschaltung im Pallidum
Parkinson-Krankheit	bezeichnet die eigentliche Form der Parkinson-Erkrankung, auch idiopathischer Morbus Parkinson genannt. Vergleiche auch Parkinson-Syndrom
Parkinson Syndrom	Sammelbegriff für eine Vielzahl an Erkrankungen, die dem Morbus Parkinson ähnlich sind, aber auf einer anderen Ursache beruhen
Peripheres Nervensystem	ist jener Teil des Nervensystems, der nicht zu Zentralnervensystem, also zum Gehirn und Rückenmark, gehört. Es sind die Nerven, die vom Rückenmark zur Peripherie (Arme, Beine) und zurück ziehen.
Pia mater	weiche Hirnhaut

Planungscomputer	sehr schneller Computer, der zur Behandlungsplanung eingesetzt wird
Plastizität	Anpassungsfähigkeit der Nervenzellen z. B. beim Lernen oder anderen Tätigkeiten
Pons	siehe Brücke
Posterior	lateinisch für „hinten"
Posturale Instabilität	Gang- und Haltungsstörung
Pyramidenbahn	motorischer Teil der Capsula interna
Rautenhirn	rautenförmiger Teil der Hirnstamms (Brücke und verlängertes Mark)
Rigor	lateinisch für Muskelsteifigkeit
Ruhetremor	Zittern, das nur in Ruhe auftritt, typisch bei der Parkinson-Krankheit
Salbengesicht	glänzende Gesichtshaut infolge vermehrter Talgproduktion
SCS	siehe Spinal Cord Stimulation
Setzeffekt	Effekt, der durch mechanische Beeinflussung der Nervenzellen, der bei der Operation entsteht und zu einer vorübergehenden Verbesserung von Symptomen führt
Soma	Körper der Nervenzelle
Spannung	ist die Stärke des elektrischen Feldes, liefert aber keine Information über den tatsächlichen Stromfluss (Einheit: Volt, V)
Spastizität	erhöhte Eigenspannung der Skelettmuskeln, häufig infolge von Verletzungen am Gehirn oder Rückenmark
Spinal Cord Stimulation	englisch für Rückenmarkstimulation

Strom	wird oft gleichbedeutend mit Elektrizität verwendet, bedeutet aber genau genommen den Transport elektrischer Ladungen, die Menge an Elektrizität, die fließt (Einheit: Ampere, A)
Subkortikal	unter der Hirnrinde
Substantia nigra	schwarze Substanz, Dopaminlager des Gehirns
Subthalamotomie	stereotaktisch geführte Ausschaltung unter dem Thalamus, hat aber nicht direkt mit dem Nucleus subthalamicus zu tun
Synapse	Verbindung zwischen zwei Nervenzellen
Thalamotomie	stereotaktisch geführte Ausschaltung im Thalamus, z. B. zur Behandlung von Tremor
Thalamus	Schaltstelle im Zwischenhirn
Tiefenhirnstimulation	Unwort! Gemeint ist die tiefe Hirnstimulation
Tinnitus	Ohrgeräusch
Tomie	griechisch: Schneiden, Ausschaltung
Tremor	lateinisch für Zittern
Vegetatives Nervensystem	wird auch autonomes Nervensystem genannt, das ist jener Teil des Nervensystems, der nicht willkürlich gesteuert wird. Dieses steuert vorwiegend vegetative Funktionen (Verdauung, Blutdruck, Körpertemperatur)
Ventrikulographie	Kontrastmitteldarstellung der Hirnkammern
Vim	siehe Nucleus ventralis intermedius
Wachoperation	Operation am wachen Patienten in lokaler Betäubung, bei der der Patient dem Chirurgen Informationen liefern kann

Wearing-off	tritt bei fortgeschrittener Parkinson-Krankheit auf und besagt, dass die Wirkung der Medikamente nicht mehr bis zur nächsten Einnahme ausreicht.
Zentralnervensystem	Gehirn und Rückenmark. Als Abgrenzung zum peripheren Nervensystem.
Zerebellärer Tremor	Zittern, das vom Kleinhirn (cerebellum) ausgeht, typisch bei multipler Sklerose